Die 12 Möglichkeiten der ganzheiltlichen Medizin

Entwürfe für die Zukunft — Band 11

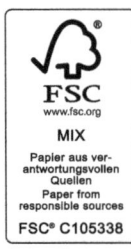

Kontakt: www.HarryEilenstein.de
Harry.Eilenstein@web.de
Harry Eilenstein bei youtube

Verlag: BoD · Books on Demand GmbH, Überseering 33, 22297 Hamburg, bod@bod.de
Druck: Libri Plureos GmbH, Friedensallee 273, 22763 Hamburg

ISBN: 978-3-8192-9627-7

Inhaltsübersicht

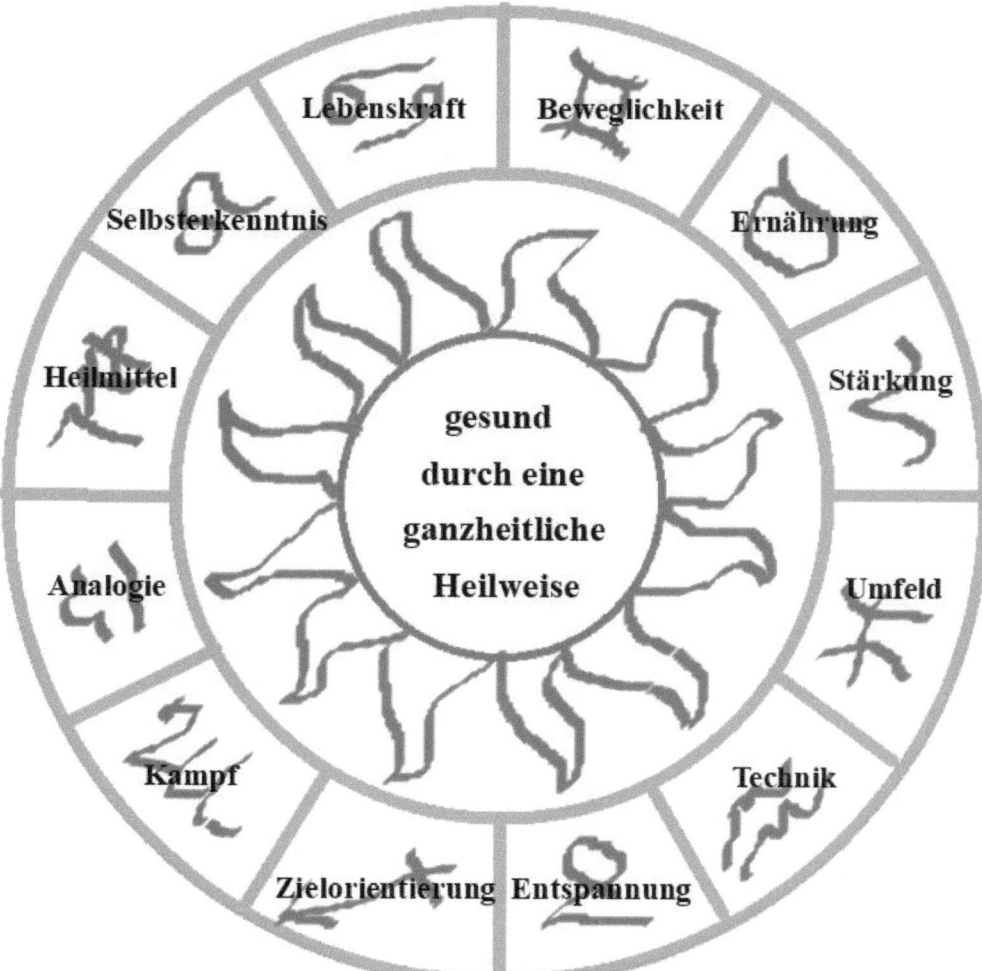

Lebenskraft

Beweglichkeit

Selbsterkenntnis

Ernährung

Heilmittel

gesund
durch eine
ganzheitliche
Heilweise

Stärkung

Analogie

Umfeld

Kampf

Technik

Zielorientierung Entspannung

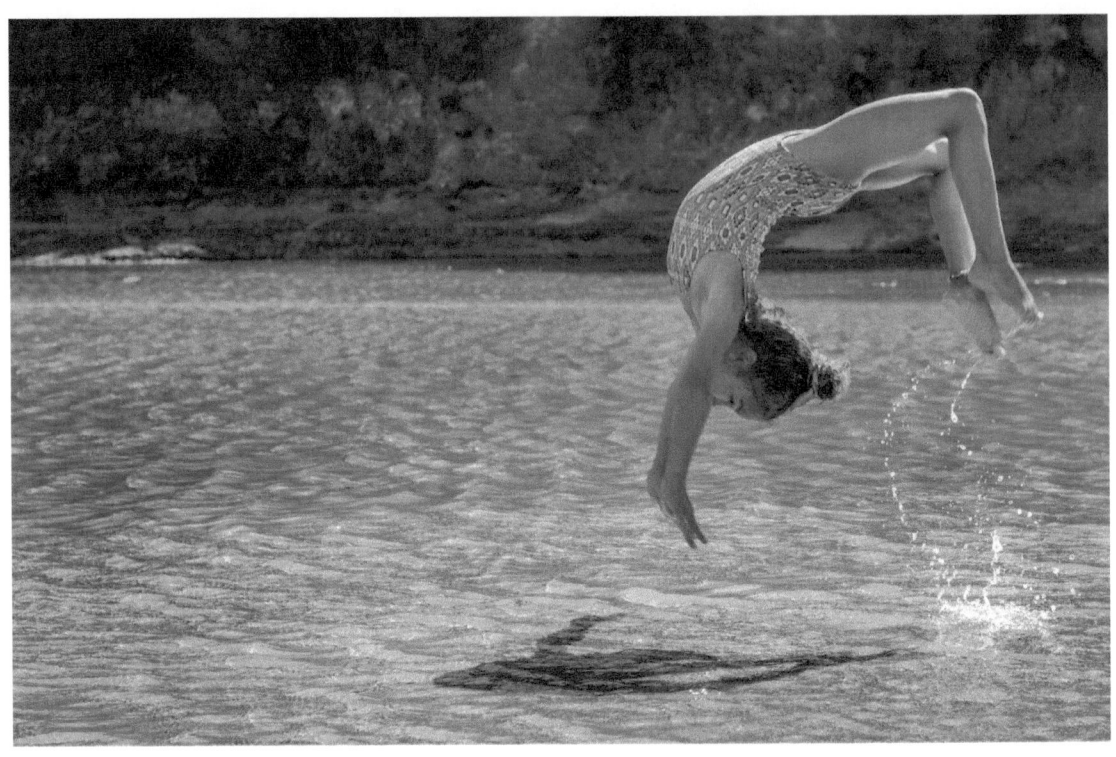

Warum 12?

Alle Bücher dieser Reihe haben genau 12 Kapitel – was sich ja auch in den Titeln dieser Bücher widerspiegelt. Warum?

In diesen Büchern wird der Tierkreis als Matrix von 12 verschiedenen Sichtweisen auf die Welt verwendet, um das Thema des Buches möglichst umfassend in 12 Kapiteln zu betrachten. Dadurch wird eine ausgewogenere, umfassendere und tiefere Einsicht in das jeweilige Thema erlangt als es ohne ein solches Raster, ohne eine solche Matrix möglich wäre.

Der Tierkreis wird in dieser Buch-Reihe als Forschungs-Hilfsmittel benutzt, durch das die Einseitigkeiten in der Betrachtung zumindest vermindert werden können. Weiterhin werden durch dieses Vorgehen diese 12 Sichtweisen auch als Ergänzungen zueinander, als organische Teile eines Ganzen deutlich.

Die Inspiration zu diesem Vorgehen stammt aus Hermann Hesses Roman „Das Glasperlenspiel", für das er 1946 den Literatur-Nobelpreis erhielt. In diesem Roman beschreibt er die öffentlichen Darstellungen von Übersichten und Gesamtbetrachtungen, die mithilfe von verschiedenen allgemeinen Strukturen wie z.B. dem Ba Gua aus dem chinesischen Feng-Shui angefertigt und aufgeführt werden.

Diese Buch-Reihe ist ein Versuch, Hesse's Idee im ganz Kleinen konkret zu verwirklichen.

Die Blickwinkel der 12 Tierkreiszeichen sind:

♈	Widder:	Spontaner
♉	Stier:	Genießer
♊	Zwilling:	Neugieriger
♋	Krebs:	Familienmensch
♌	Löwe:	Egozentriker
♍	Jungfrau:	Handwerker
♎	Waage:	Schöngeist
♏	Skorpion:	Tiefgründiger
♐	Schütze:	Idealist
♑	Steinbock:	Realist
♒	Wassermann:	Theoretiker
♓	Fische:	Träumer

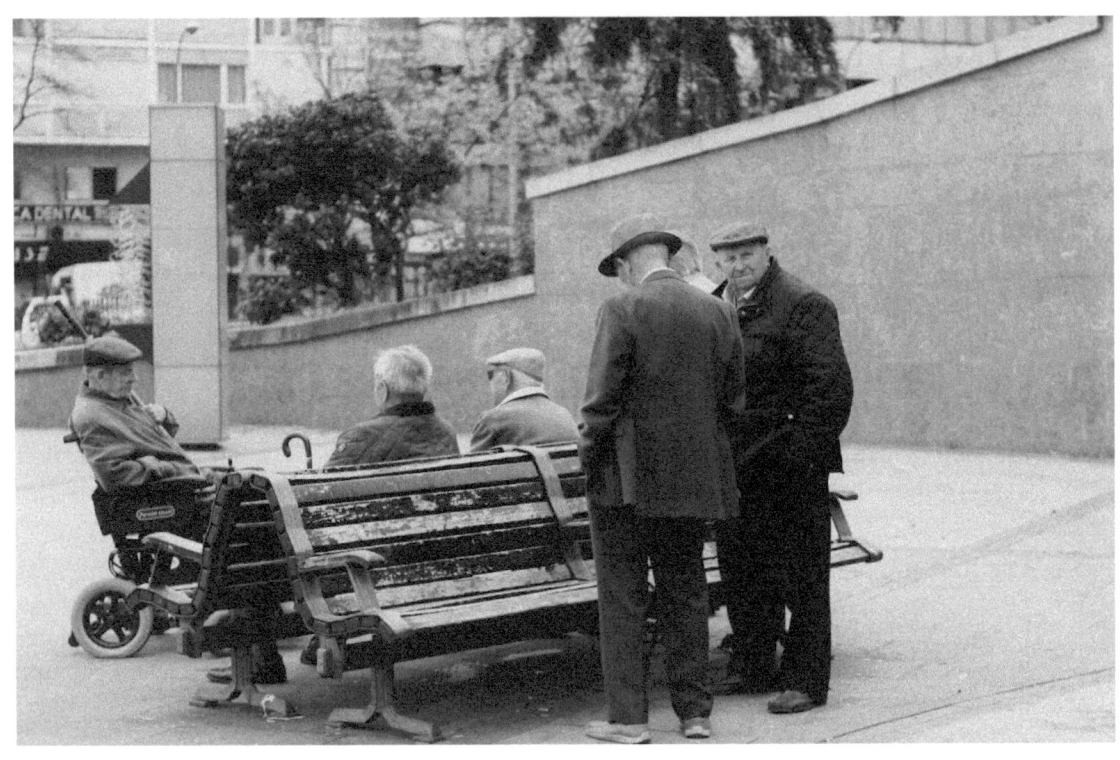

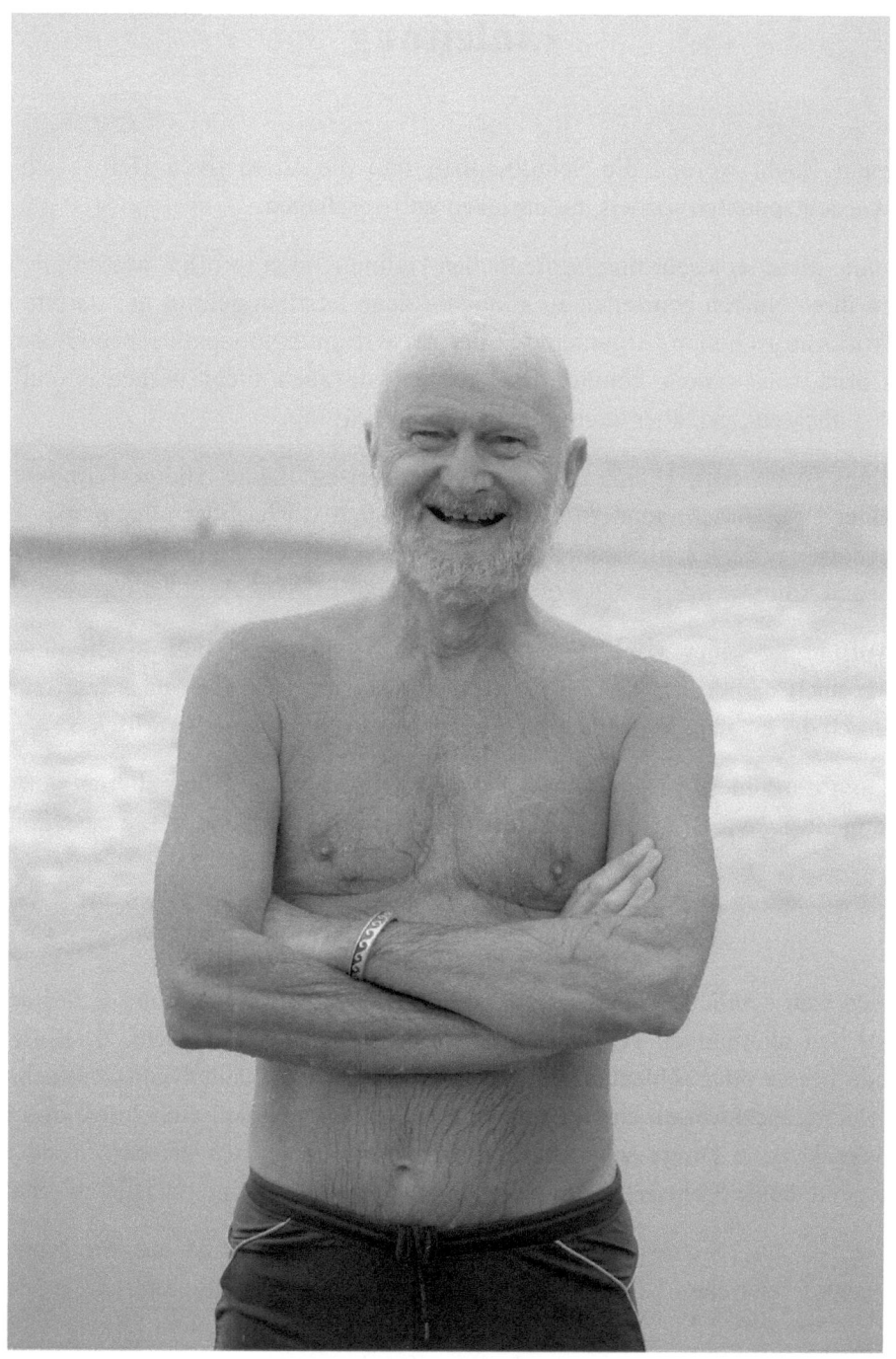

Einleitung

In diesem Bucht werden die Schulmedizin und die alternativen Heilweisen nach zwölf Gesichtspunkten sortiert, beschrieben und verglichen.

Man sollte diese teils sehr unterschiedlichen Heilmethoden so offen wie möglich prüfen, um ihren Nutzen beurteilen zu können – denn letztlich geht es nur darum, möglichst wirksam zu heilen. Argumente in der Art wie „in homöopathischen Globulis ist nichts drin, was wirken könnte, also können sie auch nicht wirken", sind zwar zunächst überzeugend, aber keine sachliche Überprüfung.

Allerdings ist bei dem Thema „alternative Heilweisen" keine baldige Einigkeit aller Mediziner zu erwarten, sondern eher ein allmählich wachsender allgemeiner Erfahrungsschatz, der dann schließlich zu einer größeren Verbreitung und Integration dieser Heilweisen führen wird.

Die Aufführung einer konkreten alternativen Heilungsmethode in diesem Buch bedeutet auch nicht, dass sie mit Gewissheit wirksam ist – das muss man zur Zeit noch durch die eigenen Versuche und die eigenen Erfahrungen überprüfen.

Man kann die Unterschiede zwischen der Schulmedizin und den alternativen Heilweisen in Bezug auf Diagnose und Therapie auch auf allgemeine Weise beschreiben:

Die Diagnose

Es lassen sich deutliche Unterschiede zwischen einer Diagnose in der Schulmedizin und bei den alternativen Heilweisen feststellen. Das bedeutet nicht, dass die eine Methode besser oder schlechter als die andere ist – es bedeutet ganz einfach, dass beide Herangehensweisen einen unterschiedlichen Blickwinkel einnehmen und daher auch verschiedene Dinge sehen bzw. nicht sehen. Schon aus diesem Grund ist es naheliegend, beide Sichtweisen zu benutzen, um ein vollständigeres Bild zu erhalten:

-   Die Sichtweise der konventionellen Medizin ist auf die Kausalität zwischen Ursache und Wirkung ausgerichtet – die alternative Medizin schaut hingegen nach Analogien z.B. zwischen dem allgemeinen Zustand des Kranken und seiner Krankheit sowie zwischen der Krankheit und dem Heilmittel.

- Die Beschreibungen der konventionellen Medizin sind analytisch – die Beschreibungen der alternativen Medizin sind hingegen phänomenologisch, d.h. sie beschreiben das Erscheinungsbild der Krankheit.

- Die dabei verwendeten Betrachtungen sind in der konventionellen Medizin quantitativ – in der alternativen Medizin sind sie hingegen qualitativ.

- Der Ansatz der konventionellen Medizin ist die Trennung von Körper und Psyche – in der alternativen Medizin wird beides hingegen als ganzheitliche Einheit gesehen, sozusagen als die Innenseite und die Außenseite desselben Wesens.

- Das diesem Vorgehen zugrundeliegende Modell der konventionellen Medizin ist chemisch-biologisch – das Modell der alternativen Medizin ist hingegen weitgehend vitalistisch, d.h. es schaut auf die Lebenskraft.

- Die Verfahren der konventionellen Medizin orientieren sich an der operativen Kontrolle – die Verfahren der alternativen Medizin achten hingegen auf die integrative Bedeutung.

- Die konventionelle Medizin blickt auf die Symptome – die alternative Medizin betrachtet hingegen immer das Einzelne als integrativen Bestandteil des Ganzen.

- Die Diagnose läuft in der konventionellen Medizin meistens recht schnell ab – in der alternativen Medizin wird dafür deutlich mehr Zeit verwendet und ist daher auch ausführlicher und gründlicher.

Beide Ansätze sind in sich konsequent und schlüssig – aber eben grundverschieden. Da jedoch beide den menschlichen Körper beschreiben und auch beide wirksam sind, sollte man sie auch so kombinieren können, dass sie sich gegenseitig in ihrer Wirkung verstärken.

Die Therapie

Denselben Gegensatz wie bei der Diagnose gibt es auch bei der Therapie: Die Therapie entspricht der Sichtweise der Diagnose, durch die man die Krankheit beschreibt und in ein Weltbild einordnet.

- Die Therapie in der konventionellen Medizin ist antagonistisch, d.h. sie geht gegen die Krankheit vor und bekämpft sie – die alternative Medizin hat hingegen einen regulativen Ansatz.

- Die Wirkung tritt in der konventionellen Medizin in der Regel schnell ein – die alternative Medizin wirkt hingegen fast immer eher langsam, ist dafür aber meistens auch dauerhaft.

Es muss also kein „entweder – oder" angestrebt werden, sondern ein „sowohl – als auch".

(Anmerkung des Autors: Ohne die Möglichkeiten, Operationen durchzuführen, wäre ich schon zweimal gestorben und könnte dieses Buch gar nicht schreiben – und die alternative Medizin hat mir schon mehrmals bei Problemen geholfen, bei denen die Schulmedizin aufgegeben hatte.)

Die Lebenskraft

Die Lebenskraft, die in den alternativen Heilweisen ein zentraler Begriff ist, wird auch „Prana", „Chi", „Orgon", „Ankh" und noch einiges mehr genannt. Sie ist trotz ihres Namens jedoch weder eine physikalische Kraft noch eine physikalische Energie.

Sie ist vor allem ein hilfreicher Begriff, um Erlebnisse und Zustände in einem System wie dem menschlichen Körper und der menschlichen Psyche zu beschreiben.

Wenn man sie genaue definieren möchte, kann man sie als die Wahrnehmung der Grenze zwischen Bewusstsein und Leib/Materie auffassen. Das ist natürlich ein nach wie vor sehr umstrittener Bereich: Ist das Bewusstsein ein Nebeneffekt der Materie oder ist die Materie eine Fiktion im Bewusstsein? Der Begriff der Lebenskraft geht davon aus, dass sowohl Bewusstsein als auch Materie real sind – beides sind zwei Seiten derselben Sache – und dass die Lebenskraft das ist, was man an der Grenze zwischen diesen beiden Bereichen wahrnehmen kann. Diese Zwischenstellung führt natürlich dazu, dass die Lebenskraft sowohl Eigenheiten der Materie als auch des Bewusstseins hat, aber weder ganz Materie noch ganz Bewusstsein ist, sondern eben das Verbindungsglied zwischen beiden.

Wenn man jedoch ausreichend oft Telepathie und Telekinese erlebt hat und diese beiden Fähigkeiten als das „Auge" und die „Hand" des Unterbewusstseins und somit auch des Lebenskraftkörpers erkannt hat, wird das Bild der Lebenskraft bzw. des Lebenskraftkörpers als des gesamten Übergangs zwischen Bewusstsein und Materie deutlich komplexer. Dann ist der Lebenskraftkörper des Menschen nicht mehr nur ein theoretisches Konstrukt, sondern bekommt eine Realität, die mehr und anders ist als sowohl der physische Leib als auch das Bewusstsein.

Dann erhalten auch solche Konzepte wie die Chakren als „Organe des Lebenskraftkörpers" oder die Akupunktur-Meridiane als „Adern des Lebenskraftkörpers" eine deutlichere Realität.

Die Wahl der Methode

Es ist generell wichtig, immer wieder aufs Neue die richtige Therapie oder Therapien-Kombination für den konkreten Patienten und seine Krankheit zu finden. Dabei sollte es durchaus auch Routine geben – dadurch wird das Heilen insgesamt schneller und effektiver – aber die Routine sollte nicht den Blick auf den konkreten Fall verstellen.

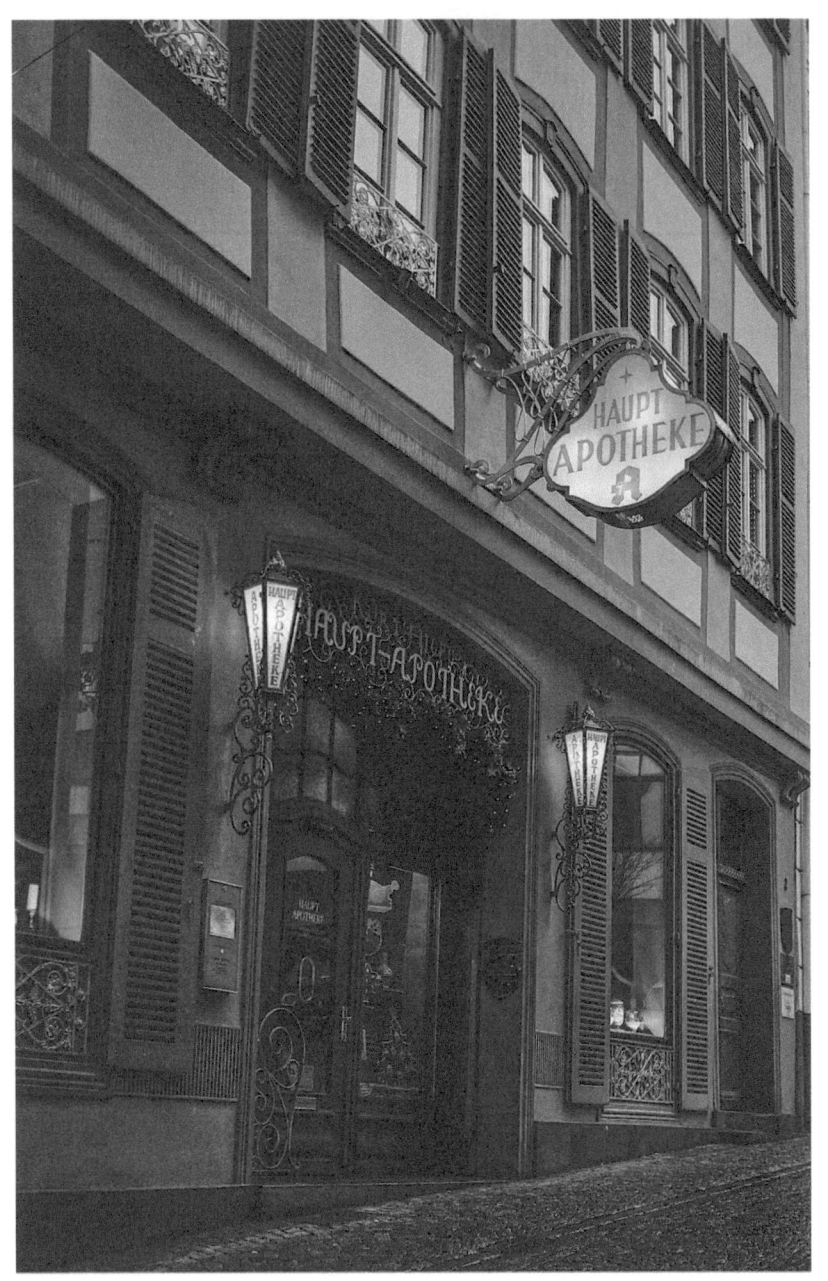

1. Stärkung

♈

Die einfachste Form der Heilung besteht darin, den Menschen – Körper und Psyche – zu stärken, sodass er wieder in der Lage ist, die Herausforderungen des Alltags zu bewältigen und seine eigenen Ziele zu verfolgen.

Dieser Ansatz ist dann passend, wenn es keine grundlegenden Verletzungen, Krankheiten und dergleichen gibt, sondern nur eine allgemeine Schwäche.

I   Schulmedizinische Heilweisen – stärkend und anregend

Dieser Ansatz ist im Wesentlichen auf die Stärkung der Muskulatur ausgerichtet, damit die Haltung des Menschen und seine Leistungsfähigkeit verbessert werden.

A   Gesunderhaltung

Die effektivste Heilmethode ist so gut wie immer, die Notwendigkeit einer Heilung zu vermeiden, indem man den Körper gesund erhält.

1. Diagnose

*a) Die grundlegende Methode der Diagnose ist so gut wie immer das **Gespräch**: Der Patient sagt dem Arzt, wo ihn der Schuh drückt.*

2. Therapie

a) Die grundlegenden vorbeugenden und Gesundheits-erhaltenden Maßnahmen sind **Wandern**, **Joggen**, **Schwimmen** *und ganz allgemein* **Bewegung** *und* **Sport**. *Sie beleben und kräftigen den Leib.*

B Reha-Maßnahmen

Wenn es bereits zu einer Schwächung des Leibes gekommen ist oder eine Therapie, die ein grundlegendes Problem behoben hat, beendet worden ist, muss der Körper anschließend wieder kräftiger werden, damit das Problem nicht sofort wieder auftritt.

1. Diagnose

a) Die Diagnose geschieht auch hier durch das **Gespräch**, *allerdings wird der Arzt hier in den meisten Fällen schon aufgrund der* **vorhergegangen Behandlung** *eine Reha-Maßnahme, also eine leichte Form der in einer Gruppe angeleiteten Gymnastik und des Sports empfehlen.*

2. Therapie

a) Die naheliegendste und auch kostengünstigste Therapieform ist hier der **Reha-Sport**, *also die gemeinsame Gymnastik und Bewegung.*

b) Die **Pilates**-*Methode stärkt durch spezielle Körperübungen vor allem Becken, Bauch und Rücken.*

c) Einen Schritt weiter als das Reha-Training geht der **vorbeugende Sport**, *der den Leib stärkt noch bevor Beschwerden aufgetreten sind. Auch diese Maßnahme wird manchmal wie der Reha-Sport von den Krankenkassen bezahlt, was zeigt, wie sehr sich das für die Krankenkassen lohnt – Prävention ist so gut wie immer billiger als Heilung.*

d) Noch einmal eine deutliche Steigerung ist der **Leistungssport** *und der* **Kampfsport**. *Sie stärken den Leib noch einmal ganz deutlich, aber sie sollten nicht übertrieben* *werden da sie sonst auch den Leib – vor allem die Gelenke – schädigen können.*

II Alternative Heilweisen – stärkend und anregend

Diese Methoden führen sowohl in der Diagnostik als auch in der Therapie über die eben beschriebenen Methoden hinaus. Sie stärken nicht nur, sondern machen den Leib im Idealfall geschmeidig – sodass man sich genauso elegant bewegen kann wie eine springende Katze. Das wäre jetzt natürlich – wie gesagt – der Idealfall, aber dieser Ansatz geht über die bloße Kraft hinaus und strebt eine tiefergehende Heilung und ein grundlegendes Wohlbefinden, d.h. ein „im eigenen Leib zuhause sein" an.

A Körper-Methoden (außen)

Wie die gymnastischen und sportlichen Übungen der Schulmedizin üben diese Methoden ebenfalls die Muskeln, aber auch die Gelenke und die Faszien. Die alternativen Methoden in diesem „Trainings-Bereich" sind nicht so sehr allgemein auf die Kraft ausgerichtet, sondern mehr auf die Feinheiten und auf das Detail und auf das generelle Wohlbefinden des Kranken.

1. Diagnose

*a) Auch hier ist das **Gespräch** die Standard-Diagnose-Methode. Dadurch erfährt der Heiler, welches Problem der Kranke hat.*

*b) Ergänzend kommt hier die **Kinesiologie** hinzu. Das Verfahren ist einfach: Der Arzt führt ein Gespräch mit dem Unterbewusstsein des Kranken – wobei davon ausgegangen wird, dass das Unterbewusstsein des Kranken mehr über die Krankheit weiß als der Kranke selber. Das ist insofern ja auch plausibel, da sich das Unterbewusstsein näher an den Körperfunktionen befindet als das Wachbewusstsein.*

Das Kinesiologie-Verfahren an sich ist sehr einfach: Der Heiler stellt dem Kranken eine Frage und drückt dann z.B. auf den Ellenbogen des ausgestreckten Arms des Kranken. Wenn der Heiler den Arm nur schwer oder gar nicht nach unten drücken kann, war das, was er zuvor gefragt hat, wahr – wenn sich der Arm leicht nach unten drücken lässt, war es falsch. Dieses Frage/Antwort-System lässt sich natürlich auch auf andere Weise „programmieren".

2. Therapie

Die alternativen Stärkungs-Therapien haben eine große Vielfalt. Wie schon gesagt, zielen sie mehr auf ein Wohlbefinden als auf eine Stärkung ab. Allerdings sollte man das „sich Wohlfühlen im eigenen Körper" als Faktor für die Erhaltung bzw. Wiederherstellung der Gesundheit nicht unterschätzen.

*a) In der **Chiropraktik** werden Fehlstellungen im Knochengerüst durch gezielte Druckausübung auf die betroffenen Stellen und durch spezielle Handgriffe der Normalzustand wiederhergestellt.*

*b) Bei der **Alexandertechnik** wird die gesunde Haltung des Kopfs durch spezielle manuelle Methoden wiederhergestellt.*

*c) Die **Kneipp-Therapie**, die oft auch ganz schlicht „Wassertreten" genannt wird, ist genau das: Man läuft barfuß in dem flachem Wasser meist eines Baches und anschließend meist auch noch eine Weile barfuß auf einer Wiese o.ä. Das Ziel ist die Abhärtung und Kräftigung des Leibes. Diese Therapie-Methode wurde in das Immaterielle Kulturerbe der UNESCO aufgenommen.*

*d) Die aus der Antike stammende **Wasserkur** (Hydrotherapie) benutzt sowohl Wasser als auch Eis und Wasserdampf, der auf verschiedene Weise (Bäder, Güsse, Wasserstrahl usw.) auf die verschiedenen Körperstellen aufgebracht wird. Diese Methode wird zur Vorbeugung, zur Behandlung und zur Regeneration verwendet. Dabei spielt vor allem die Temperatur des Wassers eine Rolle – weniger der Druck, mit der es auf den Leib trifft.*

Diese Therapieform gehört zur „klassischen Naturheilkunde" und wird wegen ihrer stärkenden Wirkung auch von der Schulmedizin für förderlich erachtet und ist Teil mancher Kur-Formen.

*e) Die **Eisbäder**, die in Russland und Skandinavien weit verbreitet sind, dienen vor allem der Abhärtung. Es gibt auch eine von **Wim Hof** entwickelte Kombination von Eisbad und Atemtherapie.*

f) In der **Sauna** wird der Körper durch die Hitze und evtl. den Wasserdampf erhitzt. Dadurch wird der Blutdruck gesenkt, der Körper entspannt und durch den Wechsel zwischen Sauna-Hitze und Wasserbad-Kälte auch gestärkt. Eine alte Form der Sauna sind die römischen und griechischen Thermen.

Die Sauna wird von der Schulmedizin zwar im Allgemeinen als „gesund" angesehen, aber nicht als Therapieform verwendet.

Die Sauna geht auf die Schwitzhütte zurück. Bei der Sauna und den Thermen wurden die spirituellen Aspekte der Schwitzhütte fortgelassen oder umgedeutet (z.B. Hochzeiten u.ä. in den russischen „Banjas").

g) Die halbkugelförmige Kuppel der **Schwitzhütte** ist eine Darstellung des Bauches der schwangeren Erdgöttin. In der Mitte der Schwitzhütte werden in einer Grube glühende Steine mit Wasser übergossen, wodurch eine große Hitze entsteht. In einem Ritual werden – je nach dem Zweck der Schwitzhütten-Zeremonie – Götter, Geister und Ahnen angerufen und um Hilfe gebeten. Die Schwitzhütte dient zwar auch dem Erwärmen, aber vor allem dem Wiederfinden des Urvertrauens und der Geborgenheit – die Teilnehmer fühlen sich wie Ungeborene im Bauch ihrer Mutter.

Dieses „pränatale Ritual" kann eine große Wirkung auf die Teilnehmer haben. So ist es durchaus schon vorgekommen, dass eine Kettenraucherin nach der Teilnahme an einer Schwitzhütte das Rauchen aufgegeben hat, weil sie das Gefühl der Geborgenheit wiedergefunden hatte, das sie zuvor durch das „Pseudo-Stillen" mithilfe des Rauchens vergeblich zu erreichen versucht hatte.

Die Schwitzhütte ist eine der wenigen Therapieformen und wahrscheinlich auch die wirkungsvollste Therapieform, mit der man das Urvertrauen wiederherstellen kann.

Die weitverbreitete „light"-Variante einer Schwitzhütte ist die Badewanne voller gut warmem Wasser und einem guten Schuss Schaumbad.

h) Die verschiedenen **Kräuterbäder** kombinieren die Wirkung des warmen bis heißen Wassers mit der Wirkung bestimmter Kräuter, die entsprechend dem Leiden des Kranken ausgewählt worden sind.

i) Die **Luftkuren**, also der Aufenthalt an Orten mit besonders guter Luft – oft am Meer oder hoch oben in den Bergen – zählen zu den klassischen Naturheilverfahren. Diese Orte werden „Luftkurorte" genannt. Mit dieser Therapie wurden früher zum

Teil erfolgreich Lungenkrankheiten wie Tuberkulose behandelt. Sie zählt heute zu den Therapieformen, deren Wirkung zwar allgemein anerkannt, aber nur selten als zentrale Therapieform angewandt wird.

In manchen Fällen werden diese Luftkuren nicht nur für die Atmung empfohlen, sondern für den gesamten Leib, d.h. dass in diesem Zusammenhang das Nacktsein als gesundheitsfördernd angesehen wird. Dies ist sehr wahrscheinlich auch eine der vielen Wurzeln der FKK-Bewegung.

*j) Es gibt ca. 20 verschiedene Formen der **Atemtherapie**. Sie alle gehen davon aus, dass das bewuse Atmen auf bestimmte Weisen (entspannt, gesteuert, flach, tief, langsam, schnell, bestimmter Rhythmus, Bauchatmung usw.) eine Wirkung auf den gesamten Körper und seine Funktionen hat. Am differenziertesten findet ist diese Atem-Lehre im Pranayama des Yoga.*

*k) Die **Aromatherapie** mithilfe des Verdampfens von ätherischen Öle kann entweder allgemein dem Wohlbefinden dienen oder auch gezielt gegen bestimmte Leiden eingesetzt werden – in der Regel ist sie jedoch nur eine Unterstützung anderer Therapieformen.*

Ihre Wirkungsweise beruht darauf, dass der Geruchssinn als entwicklungsgeschichtlich sehr alte Sinneswahrnehmung nicht über das Großhirn läuft, sondern über das Kleinhirn. Das bedeutet, dass man optische und akustische Eindrücke erst bewusst wahrnimmt und dann instinktiv verarbeitet, dass man jedoch auf Gerüche erst einmal instinktiv reagiert und sie erst dann – wenn man Glück hat – auch noch im Nachhinein bewusst wahrnimmt. Daher lassen sich mit Gerüchen auch Emotionen steuern und über diese auch die Psyche, das Verhalten und somit teilweise auch der körperliche Zustand.

Eine wirksame Aromatherapie ist jedoch eine Kunst und eine Wissenschaft – genauso wie das Herstellen eines wirkungsvollen Parfüms, das klassischerweise aus vier Elementen besteht: 1. dem Hauptduft – meist eine Blüte – den man als erstes wahrnimmt; 2. der Fußnote, die ein schwerer Duft ist – meist ein Kraut – und der Hauptnote Halt gibt; 3. der Kopfnote, die ein leichter Duft ist – meistens ebenfalls eine Blüte – der um den Hauptduft herumtanzt und der dem Gesamtduft eine größere Beweglichkeit gibt; und 4. dem Gestank – oft Urin o.ä. – der so dosiert wird, dass er gerade nicht mehr wahrnehmbar ist, aber eine Unruhe und Spannung in dem Duft erschafft, durch die das Parfüm erst seine verlockende Wirkung erhält.

*l) Die **Heliotherapie**, also das „Sonnenbad" nutzt vor allem die UV-Strahlung, die für die Produktion von Vitamin B in der Haut notwendig ist. Das Sonnenbad wird oft in Kombination mit der Luftkur und – da man dabei am besten unbekleidet ist – mit dem FKK kombiniert – z.B. an einem Nacktbadestrand. Ein technischer Ersatz für das natürliche Sonnenbad ist das Solarium („Sonnenbank").*

Diese Therapieform steht – je nach dem, was man von ihr erwartet – näher bei der Schulmedizin oder bei den Naturheilverfahren.

*m) Die **Klangschalen-Therapie** bewirkt zunächst einmal eine Entspannung und eine Aktivierung und Harmonisierung der Hirnwellen. Dadurch werden anschließend viele Tätigkeiten wie Meditieren und Lernen einfacher, aber sie kann auch direkt Streß, Kopfschmerzen u.ä. auflösen.*

B   Psychotherapie

In der Psychotherapie gibt es kaum Methoden, die gezielt die Stärkung des Körpers anstreben – sie haben naturgemäß eben die Psyche im Blick. Indirekt fördert natürlich jede Gesundung der Psyche auch die Heilung des Körpers.

1.   Diagnose

*a) Wie üblich findet auch hier die Diagnose vor allem im **Gespräch** statt. Allerdings werden diesem Gespräch schon viele andere Gespräche und evtl. eine Empfehlung durch einen anderen Therapeuten vorausgegangen sein.*

2.   Therapie

*a) Die von Arthur Janov entwickelte **Primärtherapie**, die meistens „Urschrei-Therapie" genannt wird, ermöglicht tiefsitzende Blockaden aufzulösen und dadurch den Zugang zu der eigenen Kraft wiederzufinden. Das kann unter Umständen eine wirkungsvolle Grundlage für die Wiederherstellung einer kräftigen Gesundheit – und einer kräftigen Psyche – sein.*

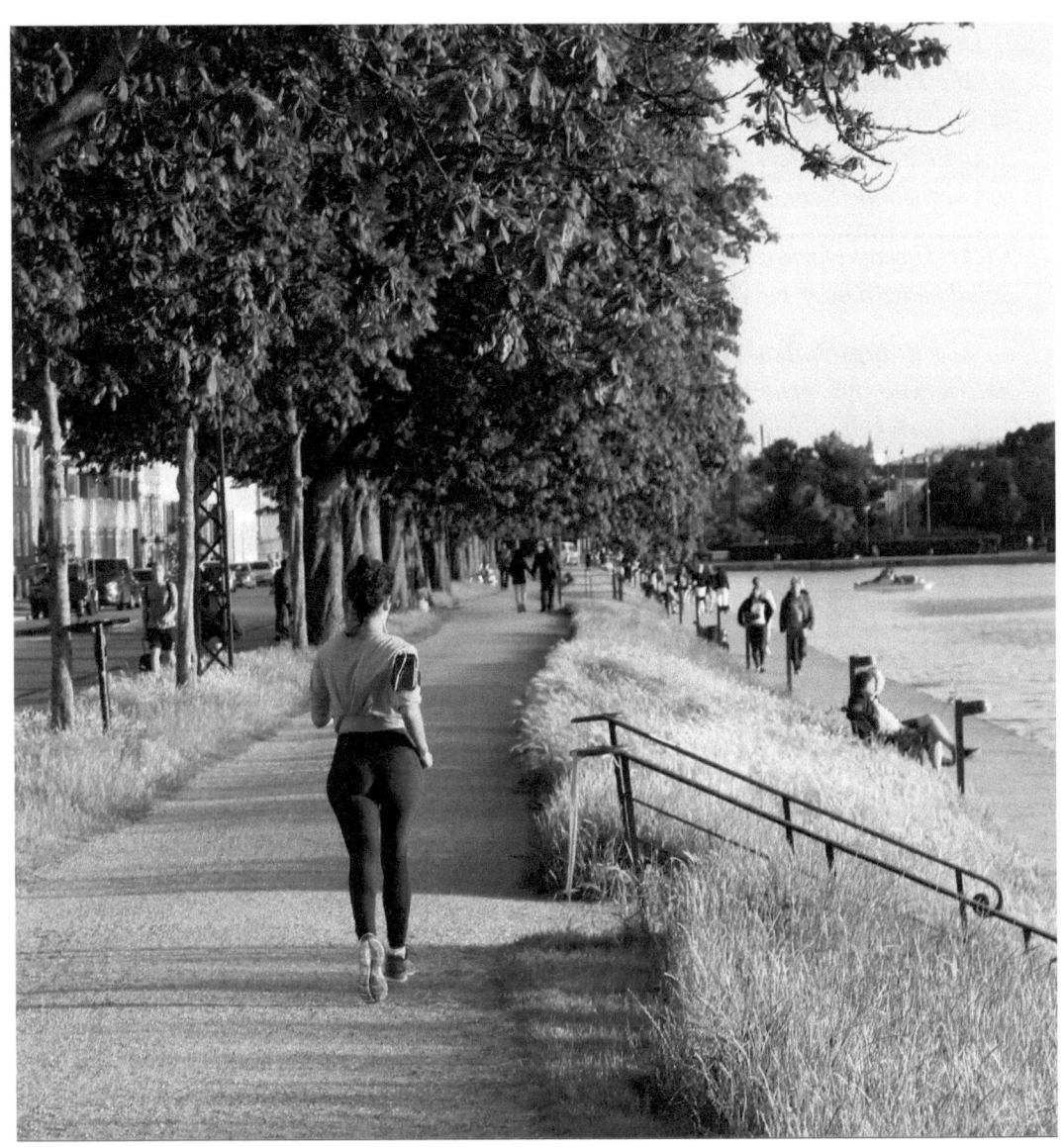

2. Ernährung

♉

Die zweite Form der Heilung besteht darin, dem Körper das zuzuführen, was er zur Wiedererlangung oder zur Erhaltung seiner Gesundheit braucht. Dies ist vor allem seine Ernährung: „Man ist, was man isst."

Dieser Ansatz ist bei allen Krankheiten, die auf Ernährungsmängel zurückzuführen sind, zu empfehlen. Allerdings sterben noch immer täglich 24.000 Menschen an Hunger – das ist das weitaus drängendere Problem.

I Schulmedizinische Heilweisen

A Ernährung

Die schulmedizinische Ernährungslehre geht von den Stoffen aus, die der Körper braucht und die ihm daher auch zugeführt werden sollten. Dabei spielt oft auch das rechte Maß eine große Rolle – z.B. bei Zucker und Fett.

1. Diagnose

*a) Auch hier beginnt die Diagnose mit einem **Gespräch**, in dem das vorliegende Problem, wegen dem der Kranke zum Arzt gekommen ist, besprochen wird.*

*b) Mit recht großer Wahrscheinlich wird das **Gewicht** des Kranken überprüft werden, um ein eventuelles Über- oder Untergewicht festzustellen.*

*c) Schließlich werden wahrscheinlich auch noch die **Blutwerte** des Kranken gemessen werden, um auf möglicherweise vorhandene Mängel an bestimmten Stoffen* *oder zu hohe Werte für manche andere Stoffe festzustellen.*

2. Therapie

*a) Das naheliegendste sind zunächst einmal **Diäten**, also die Einhaltung von bestimmten Nahrungsmengen oder die Vorschrift von bestimmten Nahrungsmitteln bzw. der Verzicht auf einige Nahrungsmittel. Auch ein bestimmter Eß-Rhythmus kann Teil der Diät sein.*

*b) Die rein **biologische Ernährung** ist nur selten eine Vorschrift in der schulmedizinischen Ernährungs-Therapie, aber sie kann die Gesundung durchaus durch die Verminderung von Schadstoffen im Essen fördern.*

*c) Bisweilen werden bei speziellen Mangelerscheinungen **Nahrungsergänzungsmittel** wie z.B. Vitamine oder Spurenelemente empfohlen.*

B Psychotherapie

Bisweilen haben Ernährungsstörungen – vor allem Essstörungen – auch eine psychische Ursache. Dies ist die in der Regel ein großes Mangel-Gefühl, das zu Fettleibigkeit (Gier, Sucht) oder zu Magersucht (Verzicht) oder Bulimie (Wechsel zwischen Gier und Verzicht) führen kann. Dies sind die drei möglichen krankhaften Reaktionen auf einen Mangel, die nicht das Problem lösen: Sucht ist die „laute" Form des Mangels, Verzicht ist die „leise" Form des Mangels und Bulimie ist der häufige Wechsel zwischen diesen beiden Extremen.

1. Diagnose

*a) Eine Essstörung ist in den meisten Fällen offensichtlich, aber kann auch erst durch ein therapeutisches **Gespräch** deutlich werden. Manchmal werden solche Essstörungen auch vor allen anderen Menschen verborgen.*

2. Therapie

*a) Letztlich kann solch eine Essstörung nur durch eine Therapie geheilt werden. Möglicherweise ist dafür der Ansatz von **Sigmund Freud** gut geeignet, da er auf Triebe, Neid und Verdrängung ausgerichtet ist, die alle nah an dem Mangelgefühl liegen.*

II Alternative Heilweisen

A Ernährung

1. Diagnose

*a) Auch hier ist ein **Gespräch** notwendig, in dem die Probleme geklärt werden, also Krankheiten aufgrund von falscher Ernährung bzw. Essstörungen.*

2. Therapie

Da es eine große Vielfalt an Ernährungslehren gibt, gibt es auch eine große Vielfalt an möglichen Diäten – insbesondere im alternativen Bereich. Im Folgenden wird nur eine kleine Auswahl von ihnen aufgeführt:

*a) Bei der **Trennkost** werden keine Eiweiße und Kohlehydrate gleichzeitig gegessen, was das Abnehmen beschleunigen soll.*

*b) Bei der **vegetarischen Ernährung** wird auf Fleisch und Fisch verzichtet. Das ist auch ökologisch sinnvoll, da auf einer bestimmten Ackerfläche deutlich mehr Gemüse als Fleisch oder Milch erzeugt werden kann. Durch den Verzicht auf Fleisch wird daher bei der Nahrungsmittelproduktion deutlich weniger CO_2 produziert, was wiederum die Klimaerwärmung verringert.*

*c) Die **Makrobiotik** gleicht der vegetarischen Ernährung, aber sie ist zusätzlich noch fettarm, ballaststoffreich und betont die Wichtigkeit des Vollkorn-Getreides.*

Sie beruht auf der Vorstellung, dass die beiden Pole Yin und Yang im Menschen ausgeglichen sein müssen. Nach der Makrobiotik hat jedes Nahrungsmittel eine bestimmte Menge Yin und Yang.

*d) Die **vegane Ernährung** verzichtet wie die vegetarische Ernährung auf Fleisch und Fisch, aber zusätzlich auch noch auf Eier und Milch. Sie wird auch „ovo-lakto-vegetarische Ernährung" genannt.*

*e) Da bei Essstörungen meistens ein grundlegendes Mangel-Gefühl die Ursache ist, könnte die Teilnahme an **Schwitzhütten-Ritualen** möglicherweise die Essstörung beheben, da man in der Schwitzhütte das Urvertrauen wieder erleben kann.*

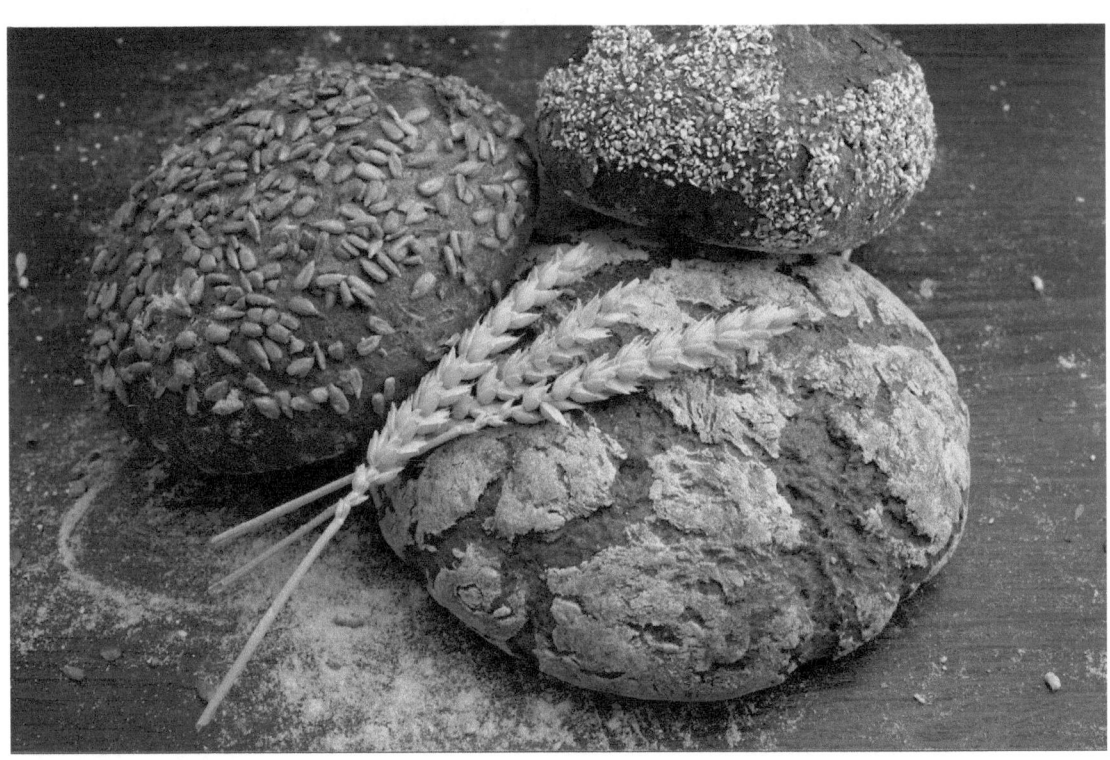

3. Beweglichkeit

♊

Der dritte Heilungs-Ansatz besteht in der Wiederherstellung der Beweglichkeit – und natürlich auch im Anregen zu mehr Bewegung im Alltag z.B. bei Schreibtisch-Berufen.

Auch hier ist offensichtlich, für wen dieser Ansatz sinnvoll ist – eben für diejenigen, die durch Mangel an Bewegung oder durch eine Krankheit steif und unbeweglich geworden sind.

I Schulmedizinische Heilweisen

A Bewegung

Die Förderung der Mobilität, also der körperlichen Beweglichkeit, steht in der Schulmedizin zwar nicht im Fokus der Aufmerksamkeit, sondern eher am Rande, aber ist als Heilmethode etabliert und wird meistens auch von den Krankenkassen bezahlt.

1. Diagnose

a) Abgesehen von dem Gespräch über die vorliegenden Beschwerden könnte ein **Beweglichkeits-Test** *Klarheit über die benötigten Maßnahmen bringen.*

2. Therapie

a) Der **Reha-Sport** *dient nicht nur der Stärkung, sondern auch der Mobilitätsförderung. In der Regel wird beides in demselben Kurs trainiert, da von den Kranken in* *der Regel auch beides gebraucht wird.*

*b) In der **Orthopädie** werden durch Körperübungen, Prothesen (Schuheinlagen bis künstliche Hand) und Operationen Fehlstellungen des Körpers korrigiert und die Folgen von Verschleißerscheinungen abgemildert.*

*c) Die Entwicklung von **Gehirn-gesteuerten Gliedmaßen-Prothesen** hat in der letzten Zeit deutliche Fortschritte gemacht. Dies sind künstliche Gliedmaßen, die mithilfe der elektrischen Impulse der Nerven z.B. am Ellenbogen bei einem fehlenden Unterarm gesteuert werden können.*

*d) In der **Psychotherapie** werden anregende Maßnahmen bei Bewegungsmangel aufgrund von Depressionen angewendet.*

II alternative Heilweisen

A Bewegung

Die ausreichende Bewegung und auch die ausreichende Beweglichkeit wird auch in den alternativen Heilweisen als wichtig angesehen.

1. Diagnose

*a) Die Diagnose findet auch hier vor allem im **Gespräch** statt. Dabei sollten auch die Neigungen und Abneigungen des Kranken in Bezug auf bestimmte Bewegungsformen berücksichtigt werden.*

2. Therapie

*a) Die **Osteopathie** ist im Vergleich zur Orthopädie sozusagen die „Feinmechanik". Sie regt durch kleine Bewegungen des Arztes am Körper des Patienten die Wiederherstellung der gesunden Haltung an. Während die Orthopädie oft ein „Erziehen" des Körpers ist, gleicht die Osteopathie in ihrer Grundhaltung eher dem Yoga, d.h. sie* regt den Körper an, sich wieder an die gesunde Haltung zu erinnern und sie freiwillig wieder einzunehmen.

b) Die **Craniosacral-Therapie** ist eine Variante der Osteopathie, die sich auf den Schädel, den Nacken und die Wirbelsäule konzentriert.

c) Bei der **Wirbelsäulentherapie nach Dorn** werden die Wirbel und Gelenke durch sanften Druck in ihre richtige Lage zurückgebracht. Dadurch wird eine Haltungskorrektur bewirkt.

d) Beim **Rolfing** übt der Therapeut mit Händen und Ellenbogen einen größeren Druck auf das Bindegewebe (Faszien) aus, um Verkrampfungen zu lösen und dem Körper zu helfen, anschließend wieder eine energiesparende, aufrechte, gerade Haltung einzunehmen.

e) Durch die körperlichen Übungen des **Hatha-Yogas** wird der Körper nach und nach wieder beweglicher, elastischer und kräftiger. Dabei wird der Körper nicht nach Art des Leistungssports überdehnt, sondern sanft und langsam in seiner Beweglichkeit gefördert.

f) Die **Tanztherapie** fördert auch die Beweglichkeit und die Körperkoordination, aber sie wirkt vor allem auf die Psyche und auf die generelle Beweglichkeit sowie auf den Gleichgewichtssinn und die körperliche Koordination.

g) Wenn man seine Beweglichkeit und seine körperliche Geschicklichkeit deutlich über das übliche Maß hinaus steigern will, sind das **Parcour-Training**, das **Ninja-Warrior-Training** und das **Shaolin-Trainung** gute Möglichkeiten.

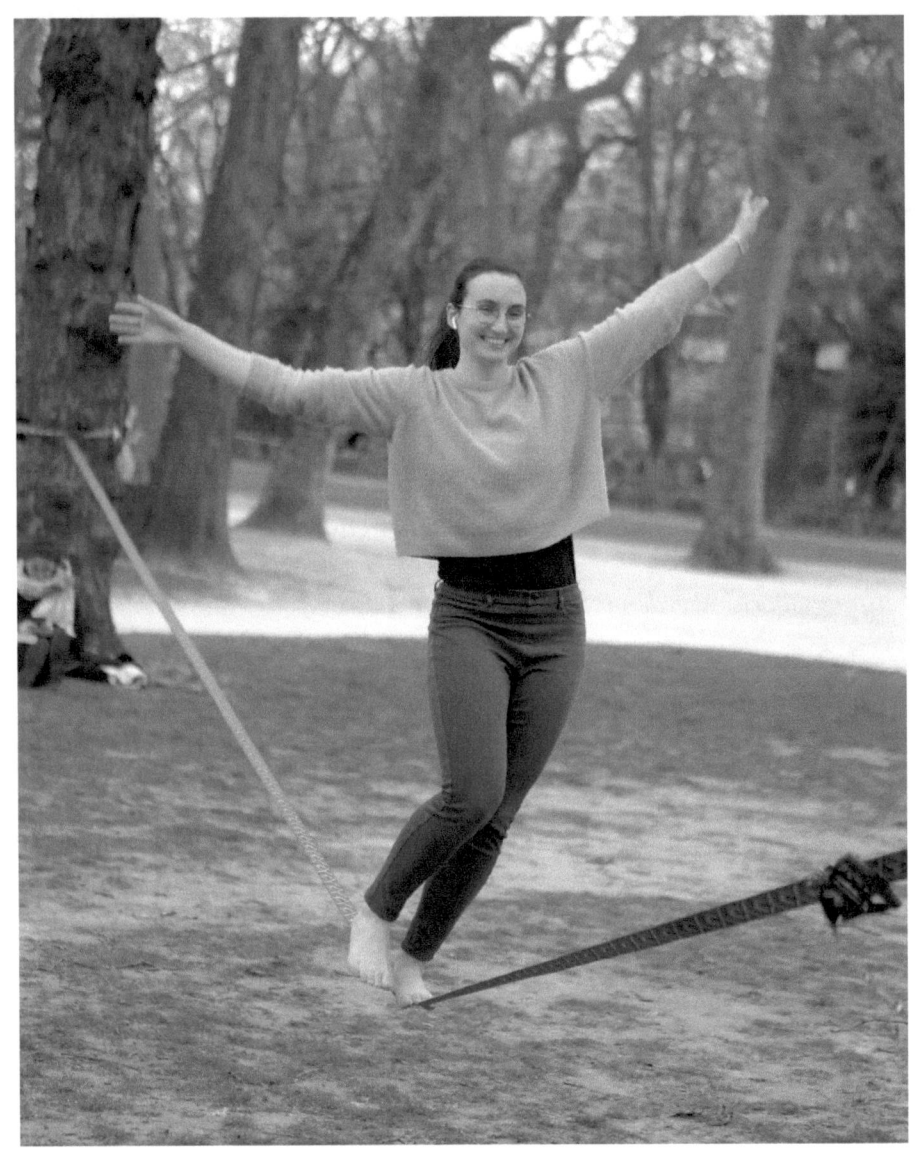

4. Lebenskraft

♋

Der vierte Heilungs-Ansatz schaut auf die Psyche und somit auch auf die Lebenskraft. Bei diesem Ansatz kommt die Heilung von innen. Eine heile Psyche fördert auch die Heilung des Leibes. In der Regel ist die Heilung am wirkungsvollsten, wenn ein Leiden sowohl auf der Innenseite des Menschen (Psyche) als auch auf seiner Außenseite (Leib) angegangen wird.

Dieser Ansatz ist generell sinnvoll, da so gut wie jede physische Heilung auch eine psychische Seite und somit auch eine Lebenskraft-Seite hat, da die Inhalte der Psyche auch die Prägungen der Lebenskraft sind.

I schulmedizinische Heilweisen

A Psychosomatische Medizin

Der schulmedizinische Ansatz, der einer Einbeziehung der Lebenskraft am nächsten kommt, ist die Psychosomatik, also der Übergangsbereich zwischen Psyche und Körper, der in der alternativen Medizin als einer der „Tätigkeitsfelder" der Lebenskraft angesehen wird.

1. Diagnose

*a) Die Feststellung einer psychosomatischen Störung findet meistens durch ein **Gespräch** statt.*

2. Therapie

*a) Die **psychosomatischen Therapien** berücksichtigen die Kombination der medizinisch-biologischen, psychischen und sozialen Faktoren bei der Entstehung einer Krankheit bzw. einer psychosomatischen Störung. Daher sind diese Therapien stark Patienten-bezogen und schauen nach der Hauptursache der Probleme des Patienten, um sie dann mit einer dazu passenden Methode zu lösen. Dies ist ein ganzheitlicher Ansatz innerhalb der Schulmedizin.*

II Alternative Heilweisen

A Psyche/Lebenskraft

Die Einbeziehung der Psyche in die Analyse einer Krankheit ist ein wesentlicher Punkt fast aller alternativen Heilweisen. Dabei wird der Begriff „Lebenskraft" von den Therapeuten oft vermieden, um den Patienten nicht durch ein ungewohntes Weltbild zu verunsichern und um sich nicht sofort der abwertenden Kritik der Schulmediziner auszusetzen.

Da der Begriff „Lebenskraft" innerhalb eines ganzheitlichen Heilungsansatzes jedoch ausgesprochen hilfreich ist, um die Phänomene zu beschreiben, gibt es auch nur wenig Sinn, diesen Begriff ständig zu vermeiden. Aber eine genauere Betrachtung dieses Begriffes würde sehr schnell zu einer Grundsatzdebatte über das Weltbild führen …

1. Diagnose

*a) Auch hier ist das **Gespräch** das wichtigste Hilfsmittel, um die Probleme des Kranken zu verstehen.*

*b) Das **Pendeln** – das nicht gerade den besten Ruf hat – kann man als einen Monitor für das Unterbewusstsein ansehen. Man stellt sich eine Frage und das Unterbewusst-*

sein antwortet durch die Bewegungen der Fingermuskulatur, die dann die Bewegungen des Pendels erzeugen.

Da die Telepathie gewissermaßen die Sinneswahrnehmung des Unterbewusstseins ist, kann man durch das Pendeln auch Informationen von außerhalb des eigenen Unterbewusstseins erlangen. Daraus ergibt sich die Möglichkeit, dass auch der Arzt für den Patienten pendeln kann und dadurch hilfreiche Informationen erhält.

Das Pendeln und die Kinesiologie sowie noch einige andere Methoden beruhen alle auf demselben Grundprinzip: Das Unterbewusstsein hört die gestellte Frage und antwortet mit einer Muskelreaktion auf diese Frage.

c) Die **Traumdeutung** kann helfen, die Vorgänge in dem Unterbewusstsein eines Patienten zu erfassen. Das ist jedoch nur dann möglich, wenn man ausreichend viel Übung im Deuten von Träumen hat.

d) Bei der **Hypnose** schaltet der Hypnotiseur durch passende Worte und durch die eigene Konzentration das Wachbewusstsein des Hypnotisierten ab und kann dann anschließend mit dem Hypnotisierten wie mit einem Schlafwandler – der sich in demselben Zustand wie ein Hypnotisierter befindet – sprechen. Dadurch können Inhalte des Unterbewusstsein des Hypnotisierten zugänglich werden, die ansonsten verborgen bleiben würden.

Es erfordert allerdings einiges an Feingefühl und Übung, die so gewonnenen Informationen auch richtig zu deuten und zu nutzen. Eine große Erfahrung mit der Traumdeutung ist dabei von Nutzen, da es man bei der Hypnose mit derselben inneren Bilderwelt mit ihrer eigenen Assoziativ-Logik handelt.

Es können dem Hypnotisierten auch „Befehle" gegeben werden, die dieser dann später im Wachzustand als eigene Impulse empfindet und befolgt. Doch das gehört nicht mehr zur Heilung, sondern zum Missbrauch eines anderen Menschen durch Hypnose.

Die wirksamen Worte bei der Hypnose sind die Folge „entspannt – schwer – warm – müde". Diese Folge von Worten beschreibt das Verschieben der Aufmerksamkeit vom Wachbewusstsein im materiellen Körper zum Unterbewusstsein im Lebenskraftkörper. Daher findet sich auch beim Erlernen der Astralreise („out of body experience") die Erlebnisfolge „Entspannung – Schwere – Wärme – Vibrieren – Zucken – Schwanken – Schweben". Diese Folge zeigt sich ebenso bei der Erweckung der Kundalini, also des freien Flusses der Lebenskraft im eigenen Körper: „Entspannung – Schwere – Wärme – Hitze – Fließen".

Diese drei Erlebnisse – Hypnose, Astralreise, Kundalini – gleichen sich, weil sie alle drei die Aufmerksamkeit vom Wachbewusstsein im physischen Körper zum Unterbewusstsein im Lebenskraftkörper verschieben, aber dann an verschiedenen Stellen „abbiegen" und daher nur die ersten drei Schritte gemeinsam haben.

e) Schließlich gibt es noch die **Traumreisen**, die dann, wenn man sie beherrscht, ein sehr vielseitiges Hilfsmittel sind. Sie werden auch „Schamanen-Reise", „katathymes Bild-Erleben" und noch vieles andere genannt.

Der Zustand bei einer Traumreise ist die Koordination zwischen Wachbewusstsein und Unterbewusstsein. Das ist der Zustand, in dem man ist, wenn man morgens aus einem Traum heraus erwacht und noch zehn Sekunden lang weiterträumt und der Traum in dieser Zeit auch noch in seiner Eigendynamik weiterläuft. Dies ist auch der Zustand eines lebhaften Tagtraumes, in dem man seine physische Umgebung ganz vergessen hat und z.B. seinen letzten Strandurlaub noch einmal erlebt.

Diese Form des inneren Sehens kann man erlernen und dann auf viele Weisen anwenden. Da – wie bereits gesagt – die Telepathie die Sinneswahrnehmung des Unterbewusstseins ist, kann man diese Traumreisen z.B. auch dazu benutzen, Dinge wiederzufinden, die jemand verloren hat.

2. Therapie

a) Die **Lichtkuren** (Phototherapie) gegen Depressionen vor allem im Winter sind nur mäßig erfolgreich (bei ca. 20% der Fälle) und daher vor allem als unterstützende Maßnahme geeignet.

b) Bei der **Traumfortführung** geht man in der eigenen Vorstellung noch einmal in einen eigenen Traum und stellt sich vor, diesen Traum in einer guten Weise zu Ende zu bringen. Das kann helfen, neue Verhaltensweisen zu erlernen und sie auch im Alltag anzuwenden.

c) Das **Pranayama** ist ein Zweig des Yoga. Dabei wird durch bestimmte Atemrhythmen und durch damit verknüpfte Imaginationen (innere Vorstellungen) die Lebenskraft im eigenen Körper gelenkt. Dadurch können Krankheiten geheilt oder *ihre Heilung zumindest gefördert werden.*

*d) Es gibt nicht die eine **Meditation**, sondern eine sehr große Vielzahl von verschiedenen Meditationen, die auch alle eine verschiedene Wirkung haben. Für die Heilung lassen sich vermutlich am besten die dem Pranayama verwandten Chakra-Meditationen verwenden, da die Chakren sozusagen die Organe des Lebenskraftkörpers sind.*

Eine ausführliche Darstellung der Chakren und ihrer Funktionen würde den Rahmen dieses Buches sprengen. Bei Bedarf siehe: Harry Eilenstein – „Das Chakren-System mit den Nebenchakren".

*e) Während die **Hypnose** durchaus zur Diagnose benutzt werden kann, ist ihre Verwendung für die Therapie recht begrenzt. Wenn man z.B. einem Alkoholiker unter Hypnose befehlen will, dass er ab jetzt Bier eklig findet, wird sich ein Unterbewusstsein heftig dagegen wehren – und dann sind Hopfen und Malz verloren ...*

Selbst wenn man bei diesem Verfahren erfolgreich sein sollte, steigt der Patient dann vielleicht auf Wein oder auf Heroin um oder bekommt eine Esssucht. Hypnotische Befehle verdrängen Probleme lediglich, aber sie lösen sie nicht – und sind daher auch keine wirkliche Heilung.

*f) **Traumreisen** können nicht nur für das Erkennen der Krankheitswurzeln, sondern auch für die Heilung der Krankheiten verwendet werden. Dabei reist man innerlich in den Körper, zu der Krankheit, zu einem der vier Elemente, zu einem der zehn Planeten, zu der eigenen Seele u.ä. – je nachdem, was man bereits über die Krankheitsursachen weiß und wie man eine Heilung anstrebt.*

Auf den inneren Gesprächen mit den Bildern/Wesen in dem eigenen Inneren auf diesen Traumreisen kann man dann nach Heilungsstrategien suchen. Auch hier würde eine genauere Beschreibung den Rahmen des Buches sprengen.

Bei Bedarf siehe z.B.: Ralph Tegtmeier: „Die heilende Kraft der Elemente".

*g) Eine recht spezielle Form der Heilung ist das **Verarbeiten von Nahtod-Erlebnissen** („Astralreise"). In solchen Fällen ist zunächst einmal das Gespräch mit anderen Menschen, die dasselbe erlebt haben, hilfreich, da man dann nicht mehr das Gefühl hat, völlig aus dem Rahmen gefallen zu sein oder gar verrückt geworden zu sein. Möglicherweise kann es auch helfen, das Verlassens des eigenen Leibes bewusst zu erlernen. Was hier sinnvoll ist, muss man im Einzelfall schauen.*

*h) Manchmal wird nach Erlebnissen wie der Astralreise oder Ähnlichem auch ganz einfach ein **Weltbild** gebraucht, in dem auch Astralreisen sowie Telepathie, Telekinese und dergleichen mehr ihren Platz haben.*

Siehe dazu bei Bedarf: „Die Zwölf Aspekte eines einheitlichen spirituell-physikalischen Weltbildes" in dieser Reihe.

B   Lebenskraft

Die Lebenskraft ist bei den meisten alternativen Heilweisen – ausgesprochen oder unausgesprochen – der zentrale Begriff, mit dem sowohl die Phänomene als auch der Heilungsansatz beschrieben werden.

1.   Diagnose

*a) Die Diagnose ist wieder das **Gespräch** sowie evtl. eine **Untersuchung** durch den Arzt.*

2.   Therapie

*a) Die **Akupressur**, die aus der Traditionellen Chinesischen Medizin (TCM) stammt, bezieht sich auf die 361 Akupunkturpunkte, die sich auf 14 Meridianen befinden, die man als „Adern" des Lebenskraftkörpers ansehen kann. Jeder dieser Meridiane hat ein bestimmtes Thema, von dem die Punkte, die sich auf ihm befinden, Unterthemen darstellen. Durch den Druck auf einen dieser Punkte wird dieses Thema in dem Lebenskraftkörper angeregt, was dann zur Gesundung des physischen Körpers führt.*

*b) Bei der **Akupunktur** wird auf dieselbe Weise wie bei der Akupressur vorgegangen, nur dass dabei an die betreffenden Punkte feine Nadeln eingestochen werden. Dieses Verfahren hat einen so offensichtlichen Nutzen, das es von einigen Krankenkassen bezahlt wird.*

*c) Beim **Moxa** werden die Akupunkturpunkte durch verschiedene Methoden des Erwärmens angeregt.*

*d) In der **Kräutertherapie** aus der Traditionellen Chinesischen Medizin (TCM) werden dem Patienten – entgegen dem Namen dieser Therapie – Mischungen aus mineralischen, pflanzlichen und tierischen Substanzen als Arzneimittel gegeben. Das Ziel dieser Medikamente ist die Harmonisierung des Chi, also der Lebenskraft.*

*e) Bei der **Reflexzonenmassage** werden Punkte auf der Fußsohle, in der Hand oder am Ohr durch Druck angeregt. Dieses Verfahren regt ebenfalls den Lebenskraftfluss an.*

*f) Die **Chakren-Meditation** stärkt durch Konzentration, Atemlenkung und Imagination die „Lebenskraft-Organe" im eigenen Lebenskraftkörper und fördert dadurch die Heilung. Man kann diese Meditation auch dazu benutzen, um Blockaden in den Chakren aufzulösen, wobei diese Meditation dann in der Regel zu einer Traumreise wird.*

*g) Auch die **Heileurythmie** bringt durch ihre Bewegungen und Rhythmen den Fluss der Lebenskraft wieder in Harmonie.*

*h) Dasselbe wie für die Heileurhythmie gilt auch für das auch China stammende **Qi Gong**, dessen Name wörtlich „Nutzung der Lebenskraft" bedeutet. Sowohl das Qi Gong als auch die Heileurythmie benutzen kleine Kugeln für die ausgeübten Bewegungen.*

*i) Beim **Reiki** leitet der Heiler Lebenskraft durch sich hindurch in den Patienten, was eine Stärkung und dadurch auch eine Heilung bewirken kann, wenn der Heiler diese Methode beherrscht.*

*j) Bei dem Erlernen des klassischen Gesangs nach der **Lichtenberger-Methode** wird geübt, sowohl das natürliche Vibrato der Stimme zu befreien als auch die Obertöne des Gesangs freizulegen. Dabei wird vor allem auf die Gefühle eingegangen, die die Stimme blockierenden.*

Das natürliche Vibrato der Stimme hat ungefähr 6Hz – es muss nicht „gemacht" werden, sondern nur zugelassen werden. Daher ist dieses natürliche Vibrato mit einem sehr deutlichen Gefühl der Befreiung verbunden.

Dieses Schwingen mit 6Hz findet sich auch im Lachen, im Weinen, im Zittern, im Traumauflösungs-Zittern, im Orgasmus-Reflex und als das innerlich erlebte Vibrieren bei der Tiefenentspannung und beim Erlernen der Astralreise. Diese

Frequenz findet sich im EEG als typisch für den Traumzustand und somit auch für das Unterbewusstsein wieder – das aus der Sicht der alternativen Medizin dem Lebenskraftkörper entspricht.

k) Das für die meisten Meditierenden recht anspruchsvolle **Kundalini-Yoga** bewirkt das freie Fließen der Lebenskraft im Körper. In den meisten Fällen bedeutet das auch, dass man beim Übergang vom teilweise blockierten Lebenskraftfluss zum freien Lebenskraftfluss seine eigenen Blockaden (Süchte, Ängste, Selbstzweifel, Traumata) erleben wird und heilen muss.

Daher sollte man Kundalini-Yoga vorzugsweise in Begleitung durchführen.

l) Die **Schwitzhütte** ist eine Möglichkeit, die Lebenskraft zu spüren, auch wenn dies nicht direkt angestrebt wird. Zudem kann das Erlebnis des Urvertrauens evtl. vorhandene Blockaden des freien Flusses der Lebenskraft im eigenen Körper heilen.

m) Die konzentrierte und am besten einsgerichtete **Imagination** ist die wirksamste Weise, den Fluss der Lebenskraft zu lenken. Diese Methode wird in den meisten Formen der Meditation als mehr oder weniger wichtiges Element verwendet.

n) Bei dem **energetischen Feng Shui** wird mit verschiedenen Hilfsmittel die Lebenskraft sowohl an einem Ort als auch in einem Körper geprägt.

o) Mit „**Glauben**" ist ursprünglich nicht die Unfähigkeit zu rationalem Denken gemeint gewesen, sondern ein Willensakt, ein Erschaffen durch die Einsgerichtetheit des Bewusstseins. „Glauben" ist daher eine sehr stark zielgerichtete Imagination.

Diese Haltung ist gemeint, wenn Christus gesagt hat, dass Glaube Berge versetzen kann. Diese Haltung des vollkommenen Vertrauens auf die Wirksamkeit der eigenen Imagination zeigt sich auch darin, dass Christus erst Gott für seine Hilfe dankt und dann erst danach dem toten Lazarus befiehlt, dass er wieder lebendig werden soll. Diese Sicherheit, also diese „Vertrauenswucht", die ganz auf eine Gottheit baut, findet sich auch bei Yogis, Sufis, Heiligen, Schamanen und dergleichen. Sie ist der Einsgerichtetheit nah verwandt.

Somit kann „Glauben" auch ein wichtiger Bestandteil einer Heilung sein.

p) **Amulette**, Talismane, Heiligenbildchen, Symbole usw. können Hilfsmittel für eine stärkere Imagination und für einen stärkeren Glauben sein. Sie sind in der Regel Abbilder von dem, was man will, was man imaginiert oder von der Gottheit, an die *man sich dabei wendet.*

C   Psychotherapie

Es gibt auch bei der Psychotherapie einige Formen, die nicht allgemein anerkannt worden sind, weil sie von der Vorstellung einer Lebenskraft ausgehen.

1.   Diagnose

*a) Die Diagnose findet in der Regel durch ein **Gespräch** statt.*

2.   Therapie

*a) Die bekannteste von der Schulmedizin nicht anerkannte Form der Psychotherapie ist die von dem Freud-Schüler Wilhelm Reich begründete **Orgontherapie**. „Orgon" ist Reichs Begriff für „Lebenskraft". Reich betont in seiner Therapie neben der Lebenskraft auch die Wichtigkeit einer befreiten Sexualität.*

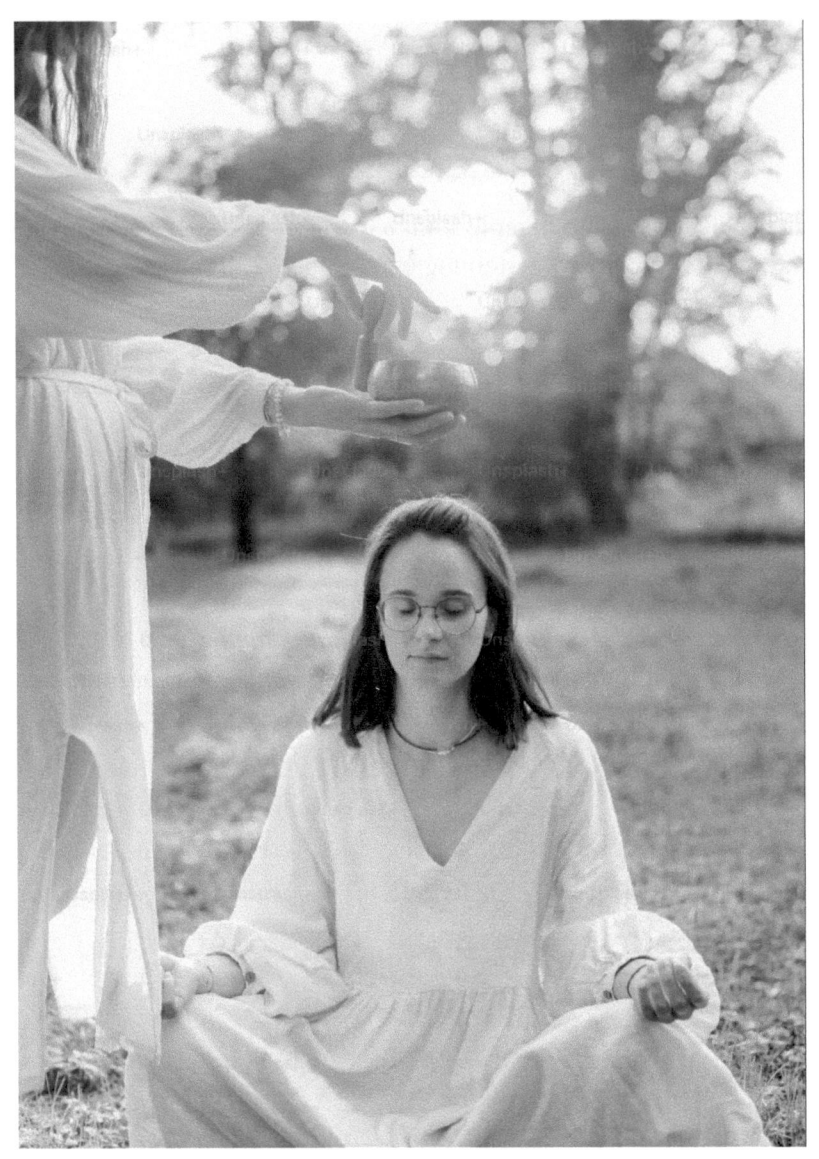

5. Selbsterkenntnis

♌

Eine Form der Lebensführung, die nicht zu dem Wesen des Kranken passt, ist oft die Ursache oder zumindest eine Mit-Ursache seiner Krankheit. Daher ist ein erster Schritt – der wahrscheinlich bei keiner Krankheit fehl am Platze ist – die Selbsterkenntnis und das daraus resultierende zutreffendere Selbstbild und die passendere Lebensweise.

Dieser Ansatz schafft die Grundlage für ein gutes, erfülltes Leben. Daher ist er auch unabhängig von einer Krankheit sinnvoll und bei manchen Krankheiten, die auf einer nicht zu dem Kranken passenden Lebensführung beruhen, der wichtigste Heilungsansatz.

I   schulmedizinische Heilweisen

A   Psychologie

In den meisten Fällen wird in der Schulmedizin der Körper geheilt und die Heilung der Psyche nur bei sehr auffälligen Befunden in Betracht gezogen. Eine Ausdehnung der Behandlung auf die Frage „Wer bin ich?", „Was ist meine Mitte?" und „Was ist mein Ursprung?" ist jedoch selbst in der Psychologie recht selten.

1.   Diagnose

*a) Am Anfang einer Psychotherapie steht meistens ein **ärztliches Gutachten**. Der Therapie selber geht meistens ein erstes **Gespräch** voraus, bei dem Therapeut und Patient die Situation und die Möglichkeiten erörtern und das weitere Vorgehen beschließen.*

2. Therapie

*a) In der Therapieform, die **C.G. Jung** entwickelt hat, steht die Selbsterkenntnis im Mittelpunkt. Das wird mithilfe von Gesprächen, Traumreisen, Amplifikation („assoziative Symbolbetrachtungen") erreicht.*

*b) Möglicherweise spielt in einer Jung'schen Therapie oder auch in anderen Therapieformen das Finden und **Erlernen einer Lebensweise**, bei der man sich selber treu sein kann, eine Rolle. Doch das ist ein eher seltener Fall.*

II Alternative Heilweisen

A   Selbsterkenntnis

In den alternativen Heilweisen steht die Selbsterkenntnis zwar im Allgemeinen nicht im Vordergrund, doch es gibt einige Richtungen – vor allem die, die die Spiritualität betonen – in denen die Selbsterkenntnis eine größere oder sogar die zentrale Rolle spielt. Diese Methoden werden nur gelegentlich überhaupt noch zu den alternativen Heilweisen gezählt.

Die Selbsterkenntnis – vor allem die Begegnung mit der eigenen Seele – ist allerdings das Fundament jeder wirklich gründlichen und umfassenden Heilung … und auch das Fundament eines erfüllten Lebens.

1.   Diagnose

*a) Wie fast immer beginnt auch hier die Diagnose mit einem **Gespräch** über die Situation des Patienten, seine Beschwerden und seine allgemeine Situation.*

*b) Falls der Arzt oder Therapeut Astrologie-kundig ist, wird er vielleicht auch das **Horoskop** des Patienten zu Rate ziehen, um die eigentlichen Ursachen der Beschwerden des Patienten zu erkennen. Vor allem anhand der Quadrat-Aspekt in dem Horoskop kann er die beiden der zwölf Lebensbereiche (astrologische Häuser) erkennen, die bei dem Patienten im Stress sind.*

Man kann natürlich auch bei anderen alternativen Heilweise das Horoskop des Patienten zu Hilfe nehmen, aber das wird in der Praxis schon aus Zeitmangel höchstens einmal bei der homöopathischen Erstanamnese vorkommen.

2. Therapie

a) Die **Stab-Technik** ist eine Methode, die aus Nordindien und aus Tibet stammt und vor allem aus den Vorübungen zu den „Sechs Yogas des Naropa" bekannt ist. Sie ist sehr schlicht, aber ausgesprochen schnell wirksam und effektiv. Sie wird traditionell als Vorübungen für das Kundalini-Yoga eingesetzt, aber sie kann auch bei Verwirrtheit, Panikattacken, Unsicherheit und anderen Formen des Verlustes der eigenen Mitte angewendet werden.

Sie besteht darin, dass man sich einen elastischen, biegsamen Lebenskraft-Lichtstab vorstellt, der vom Wurzel-Chakra (zwischen Genitalien und After) bis zum Kronen-Chakra (Scheitelmitte) reicht. Dieser Stab ist entweder vollständig weiß oder unterhalb des Herz-Chakras (Brustmitte) rot und oberhalb weiß. Dieser Lebenskraft-Stab wird im Yoga „Sushumna" genannt – er ist sozusagen die „Hauptschlagader" der Lebenskraft.

Die Imagination dieses Lichtstabes führt zu einer schnellen Beruhigung, Sammlung und Klärung.

b) Das Gespräch über das **Horoskop** des Patienten kann dem Patienten helfen, sich selber und seine inneren Strukturen zu verstehen. Das macht es in vielen Fällen für den Patienten möglich, Irrtümer und falsche Vorstellungen zu erkennen und sein Verhalten zu ändern – was wiederum zu einer größeren Selbsttreue führt.

c) Die **Traumreise zur eigenen Seele** ist eine Möglichkeit, die eigene Seele, also die eigene Mitte, direkt zu erleben. Die Seele ist sozusagen die Eichel, aus der heraus man zu einer Eiche geworden ist. Wenn man davon ausgeht, dass man mehrmals lebt, ist diese Seele das, was ich immer wieder aufs Neue inkarniert.

Wenn man seine Seele vor sich sieht, weiß man, wer man ist, weil man seine eigene Essenz vor sich sieht. In diesem Augenblick hört in der Regel auch die Frage nach dem Sinn des Lebens auf – er besteht schlicht darin, das auszudrücken, wer man ist.

d) Es ist nicht der grundlegende Zweck einer **Schwitzhütte**, die eigene Seele zu *erkennen, aber man kann sowohl ungeplant in einer Schwitzhütte seiner Seele begegnen (man ist in dem „pränatalen Zustand" in der Schwitzhütte näher an seinem Ursprung) als auch geplant eine Schwitzhütte zu diesem Zweck machen.*

*e) In den meisten Religionen gibt es eine Form der **Visionssuche**, durch die man die eigene Seele finden kann, die in diesem Zusammenhang auch oft „höheres Ich", „Schutzengel", „Atman" u.ä. genannt wird. Während diese Visionssuche in den Naturreligionen oft Einsamkeit, Rückzug, Schweigen u.ä. beinhaltet, findet sie sich in den monotheistischen Religionen vor allem als die verschiedenen Arten der Herz-Meditation.*

*f) In vielen religiösen Gruppierungen gab und gibt es **Einweihungen** oder **Mysterienkulte**, deren Ziel die Selbsterkenntnis, d.h. der Kontakt mit der eigenen Seele ist. Wirklich wirkungsvolle Rituale dieser Art, die von ca. 600 v.Chr. Bis ca. 600 n.Chr. von China bis zum Mittelmeerraum weit verbreitet gewesen sind, sind heute allerdings nur noch mit viel Mühe zu finden.*

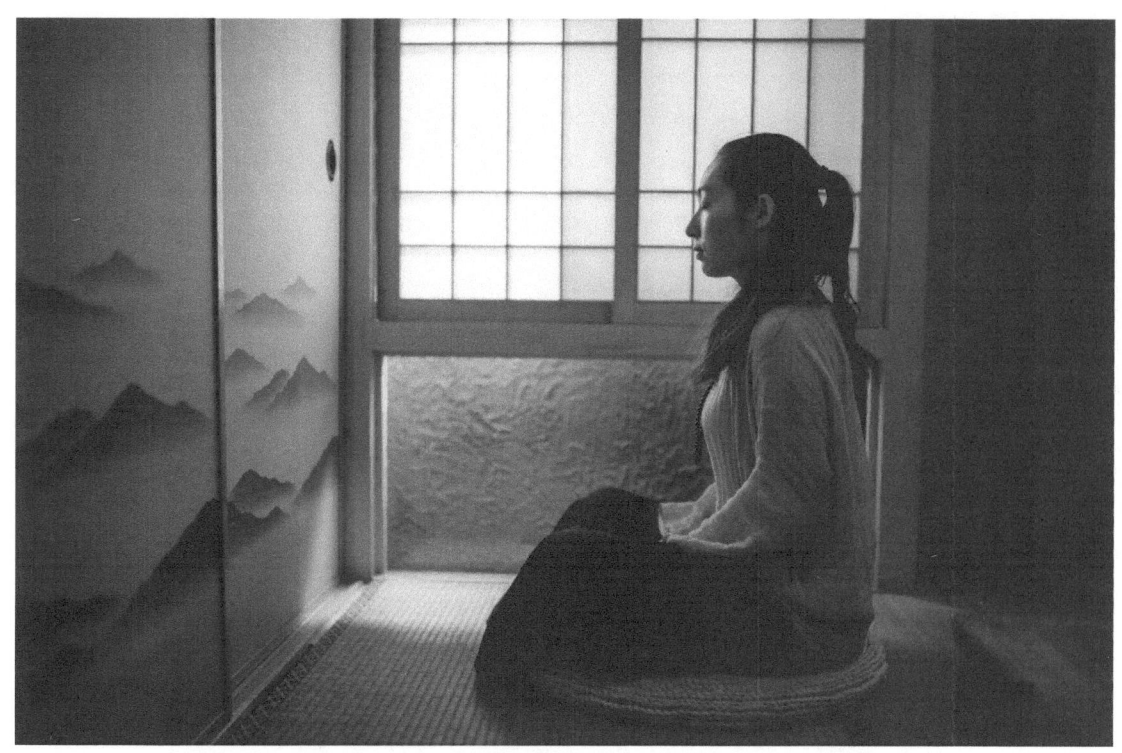

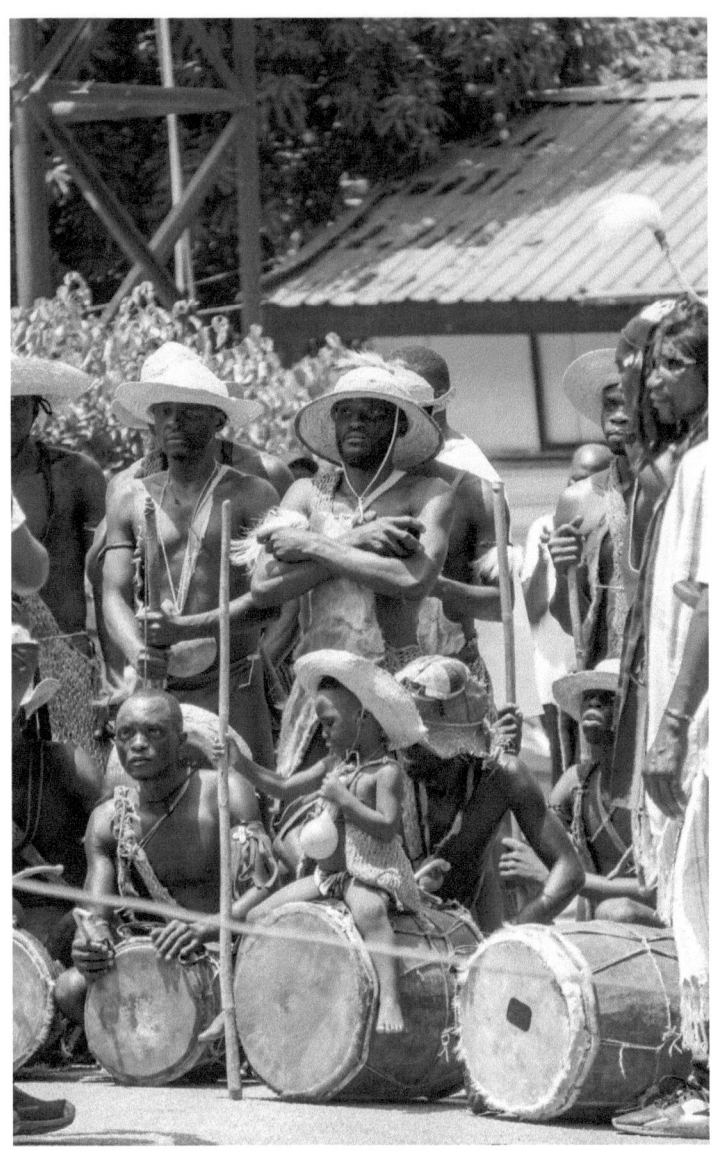

6. Heilmittel

♍

Der sechste Ansatz besteht darin, den Körper zu „korrigieren". Man heilt, therapiert und „repariert" ihn, indem man ihm Stoffe zuführt, die die chemisch-biologischen Prozesse in ihm so lenken, dass der Körper wieder gesunden kann. Bei manchen Therapieformen werden dem Leib auch schädliche Stoffe entzogen – er wird gereinigt.

Dieser Ansatz ist der einfachste aller Ansätze: Medizin geschluckt – Patient gesund. Zumindest dann, wenn die Krankheit keine tieferen Ursachen hatte und das Medikament das richtige war … Da diese Methode so einfach ist, sollte man bei ihr einen Blick darauf haben, ob die Krankheit sich wirklich schnell auflöst und auch nicht wiederkommt – oder ob evtl. eine andere Krankheit an die Stelle der ersten Krankheit tritt. Es ist sehr praktisch, dass es diesen Ansatz gibt, aber er sollte nicht dazu verleiten, oberflächlich zu werden. Wenn diese Methode heilt, ist es gut – wenn sie es nicht wie erwartet tut, sollte man die Situation genauer untersuchen.

I schulmedizinische Heilweisen

A Medikamente

1. Diagnose

a) Der erste Schritt der Diagnose ist auch hier das **Gespräch** *zwischen Arzt und Patient.*

b) Je nach Art der Beschwerden werden in einem zweiten Schritt verschiedene **Körperwerte** *wie Temperatur, Blutdruck, Herzschlag, Blutwerte usw. geprüft.*

2. Therapie

*a) Die Einnahme von **Medikamenten** ist die häufigste Therapieform.*

*b) Manche Medikamente werden auch mithilfe von **Spritzen** dem Körper verabreicht.*

*c) Die **Infusionen** sind eine längerfristige Form der Spritze.*

*d) In der **Elektrotherapie** wird dem Patienten durch aufgeklebte Elektroden Strom zugeführt, was zu einer Entspannung der Muskeln, zur Schmerzlinderung und generell zur Förderung von Heilung führt.*

*e) Die **Kryotherapie** verwendet Eispackungen und Kälteräume gegen Entzündungen und Rheuma.*

*f) Die **Balneotherapie** verwendet Bäder mit Wasser, das durch Mineralien und andere Stoffe angereichert worden ist. Sie werden vor allem in Kuren verwendet.*

B Pflege

1. Diagnose

*a) Eine Pflegemaßnahme beginnt in der Regel mit einem **Gespräch** mit dem Patienten oder mit einem seiner Angehörigen.*

2. Therapie

*a) Die **Palliativpflege** ist eine vorsorgende Pflege – und entsprechend sinnvoll, aber auch selten ...*

*b) Die **Pflege im Krankenhaus und im Altenheim** sind die beiden am weitesten verbreiteten Formen der Pflege.*

*c) Die **Basale Therapie** kümmert sich um Schwerstbehinderte, die nur noch zu wenigen Wahrnehmungen und Handlungen in der Lage sind.*

II Alternative Heilweisen

A Reinigende Methoden

Diese Methoden heilen, indem sie den Körper von schädlichen Stoffen befreien. Sie sind also eine sanfte Wiederherstellung des natürlichen, gesunden Zustandes.

1. Diagnose

*a) Auch hier beginnt die Diagnose mit einem **Gespräch**, in dem die verschiedenen Möglichkeiten der Reinigung erörtert werden.*

2. Therapie

*a) Bei der **Chelattherapie** werden Schwermetalle ausgeleitet. Am bekanntesten ist vermutlich das Ausleiten des Amalgam, das früher für Zahnplomben verwendet worden ist.*

*b) Die **Colan-Hydro-Therapie** ist eine spezielle Form von Darmspülungen.*

*c) Bei den **Lehmkuren** (Peloid-Therapie) setzt sich der Patient für ca. eine Stunde in ein Bad aus frischem Wasser und frisch abgebautem Lehm und reibt sich mit diesem „Lehm-Matsch" ein.*

*d) Bisweilen werden auch **Diäten** zur körperlichen Entgiftung angewendet.*

*e) Noch gründlicher wirksam als die Diät ist das **Fasten** für die körperliche Entgiftung.*

*f) Beim **Schröpfen**, das in der mittelalterlichen Medizin und in der Traditionellen Chinesischen Medizin (TCM) eins große Rolle spielt, werden erhitzte Glas-Halbkugeln auf die Haut gelegt. Durch den Unterdruck, der durch die Abkühlung der Luft in den Schröpfgefäßen entsteht, werden dann verschiedene Stoffe (Blut u.a.) aus der Haut gezogen.*

B   Körper-Methoden (innen)

1.   Diagnose

*a) Auch hier findet die Diagnose vor allem in einem **Gespräch** über die Beschwerden statt.*

2.   Therapie

*a) Durch **Wickel und Auflagen**, die sowohl warm als auch kalt sein können, werden bestimmte Körperstellen angeregt.*

*b) Bei der **Lymphdrainage nach Dr. Vodder** wird der Körper durch Streichen und Massage entwässert.*

*c) Die **Blutegeltherapie**, die vor allem bei Bluthochdruck und Venenerkrankungen angewandt wird, wirkt generell entkrampfend.*

C   Naturheilmittel

Der Begriff „Naturheilmittel" ist recht ungenau. Hier werden die Arzneimittel aufgeführt, die nicht schon unter anderen Punkten aufgeführt worden sind, zu denen sie besser passen wie z.B. die Kräutertherapie aus dem TCM bei den Lebenskraft-Therapien in Kapitel 4.

1.   Diagnose

*a) Die Diagnose findet in der Regel wieder im **Gespräch** statt.*

2.   Therapie

*a) Bei der **Phytotherapie** (Pflanzenheilkunde) wird mithilfe von Salben, Tees, Inhala-*

tionen, Umschlägen, Bädern, Einnahmen (Tropfen) usw. geheilt. Ein bekanntes Beispiel für diese Heilweise ist die „Schwedenkräuter"-Mischung.

b) Bei dem im Mittelalter weit verbreiteten **Aderlass** wird dem Patienten gegen Bluthochdruck und zur Blutreinigung Blut entnommen.

D   Spezielle Medikamente

1.   Diagnose

a) Auch hier beginnt die Therapie mit einem **klärenden** Gespräch.

2.   Therapie

a) Die **Sauerstoff-Mehrschritt-Therapie** wird bei schweren Lungenkrankheiten eingesetzt. Dabei wird hauptsächlich über einen Schlauch über mehrere Tage Sauerstoff in die Lunge gepumpt. Es ist strittig, ob diese Methode zur Schulmedizin zählt oder nicht.

b) In der **Spagyrik** werden seit der Antike aus Pflanzen durch Vergärung, Veraschung, Destillation usw. Heilmittel hergestellt. Diese spagyrischen Heilmittel sollen nicht vorrangig die Krankheit bekämpfen, sondern den Körper stärken und seine eigenen Heilungskräfte aktivieren.

Die Spagyrik wird oft als Unterabteilung der Alchemie oder als mit ihr identisch angesehen.

c) Diese seit 2021 in Deutschland verbotene **Frischzellentherapie** spritzt die Zellen von toten Lämmern oder Kälbern in die Blutbahn ein, um den Körper zu verjüngen. Diese Therapie ist im letzten Jahrhundert in Europa weit verbreitet gewesen.

d) Bei der **Eigenbluttherapie** werden dem Körper mehrfach sehr kleine Mengen Blut entnommen und anschließend in eine Vene oder in den Gesäßmuskel gespritzt, um die Abwehrkräfte des Körpers anzuregen. Die Reaktion des Körpers zeigt sich meistens in einem leichten Fieber. Einige Krankenkassen übernehmen die Kosten für diese

Therapieform.

e) Bei der **Eigenharntherapie** *wird der eigene Harn entweder getrunken oder – nachdem er keimfrei gemacht wurde – injiziert. Die besten Wirkungen dieses Verfahrens sind bei Allergien, Asthma, Hautekzemen, Nesselfieber (Hautkrankheit), Rheuma und chronischen Entzündungen im Urogenitalbereich festgestellt worden.*

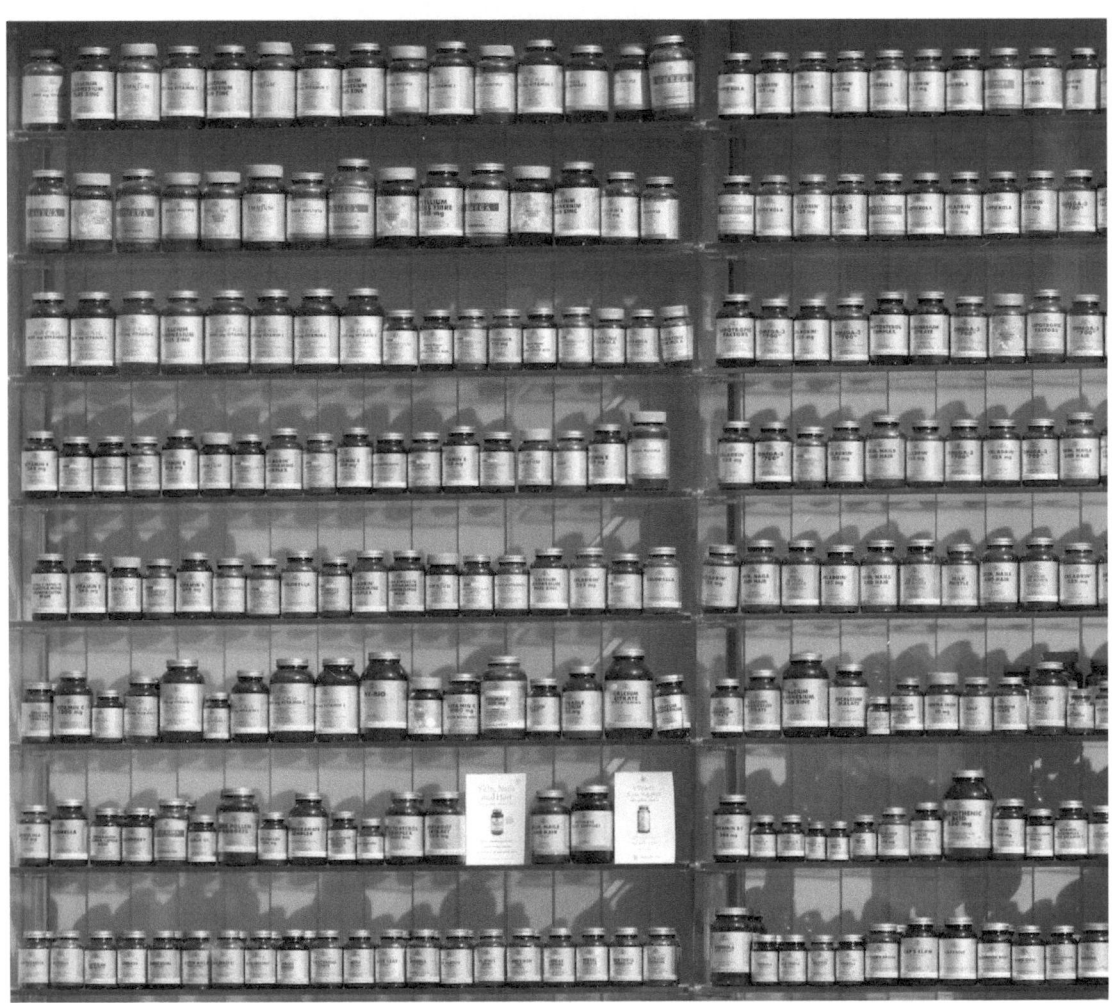

7. Analogie

♎︎

Der siebte Heilungs-Ansatz schaut auf Zusammenhänge. Die beiden wichtigsten sind dabei der Ausgleich und die Analogie.

Bei der Ausgleichs-Therapie wird davon ausgegangen, dass im Körper verschiedene Elemente – in der Regel Yin/Yang, oft Feuer/Wasser/Luft/Erde oder Feuer/Wasser/Luft/Holz/Metall – in ein Ungleichgewicht geraten sind und zur Gesundung wieder ins Gleichgewicht gebracht werden müssen.

Bei der Analogie-Therapie wird davon ausgegangen, dass „Gleiches Gleiches heilt". Die Analogie-Diagnose geht von der Selbstähnlichkeit aller Teile des Leibes und der Psyche eines Menschen aus, sodass man an einem Teil dieses Menschen seinen Gesamtzustand ablesen kann.

Diese Methode ist offensichtlich sinnvoll, wenn es darum geht, einem Kranken dabei zu helfen, sein physisches und psychisches Gleichgewicht wiederzufinden und eine Krankheit von Grund auf zu heilen.

I Schulmedizinische Heilweisen

A Paartherapie

Die Analogie im engeren Sinne ist kein Konzept der Schulmedizin. Man könnte lediglich mit etwas gutem Willen noch die Paar- und Gruppentherapien zu diesem Bereich zählen. Diese Therapien gehören nur am Rande noch zu den gesundheitsfördernden Maßnahmen und sind eher Heilungsversuche der sozialen Situation der Betreffenden.

1. Diagnose

*a) In der Regel wird sich eine Therapie als Paar, als Gruppe oder mit einem Coach als **Folgemaßnahme** aus vorangegangenen Einzeltherapien o.ä. ergeben.*

2. Therapie

*a) Bei der **Paartherapie** führt ein Paar unter Anleitung eines Therapeuten ein Gespräch über die gemeinsamen Probleme.*

*b) Bei einer **Gruppentherapie** führt eine Gruppe, deren Mitglieder dieselben oder zumindest sehr ähnliche Probleme haben, unter Anleitung eines Therapeuten ein Gespräch über diese Probleme.*

*c) Beim **Coaching** führt ein Therapeut, ein Fachmann oder sonst eine Person mit den benötigten Kenntnissen ein Gespräch mit einem Ratsuchenden.*

II Alternative Heilweisen

A Lebenskraft-Gleichgewichte

Die Grundannahme dieser Therapie-Methoden ist das Gleichgewicht von verschiedenen Bestandteilen im menschlichen Körper wie z.B. den vier Elementen in der Lebenskraft. Die Krankheit wird dabei als Ungleichgewicht zwischen ihnen aufgefasst, weshalb die Heilung in einem Wiederherstellen dieses Gleichgewichts zwischen ihnen besteht.

1. Diagnose

*a) Die Diagnose kann aus einem **Gespräch** bestehen, aber es können auch andere Untersuchungen und Methoden hinzukommen.*

2. Therapie

*a) Das indische **Ayurveda** (wörtlich: „Lebens-Weisheit") ist gewissermaßen eine „Bedienungsanleitung" für den Körper, die Bewegung, Ernährung, Lebensweise und Lebenseinstellung umfasst. Sie ist besonders wirksam bei zu hohem Blutdruck, bei Beschwerden in den Kniegelenken, chronischen-entzündliche Darmerkrankungen wie Colitis ulcerosa oder Morbus Crohn sowie bei Rheuma.*

*b) Die **Tibetische Medizin** hat denselben Ansatz wie das Ayurveda, aber hat etwas abweichende Heilmethoden. Sie hat sich u.a. bei der Behandlung von Gelbsucht bewährt.*

*c) Das **Unani** ist von seiner Herkunft und auch vom Vorgehen her die arabisch-islamische Variante des Ayurveda.*

*d) Die europäische Version dieses Heilungsansatzes findet sich in der **Spagyrik**, die bereits im vorigen Kapitel besprochen worden ist.*

B Analogiewirkung

Die Analogie ist neben der Lebenskraft das zweite wichtige Konzept der meisten alternativen Heilweisen. Sie geht davon aus, dass Gleiches auf Gleiches wirkt (z.B. Homöopathie) bzw. sich dass sich Gleiches gleich entwickelt (z.B. Astrologie).

Eine Schlussfolgerung aus diesem Prinzip ist die Selbstähnlichkeit aller Teile eines organischen Ganzen, das als Einheit entstanden bzw. erschaffen worden ist. Diese Selbstähnlichkeit ermöglicht es, von der Betrachtung des Zustandes eines Teils auf den Zustand des Ganzen zu schließen.

1. Diagnose

*a) Am Anfang wird auch hier ein **Gespräch** stehen, dass jedoch anschließend durch viele andere Maßnahmen ergänzt werden kann.*

*b) Die **Pulsdiagnose** aus der traditionellen Chinesischen Medizin (TCM) kann eine differenzierte Auskunft über die Gesundheit und den Zustand des Chi (Lebenskraft)* eines Patienten geben.

c) Bei der **Irisdiagnostik** werden die Farben und Formen in der Iris des Auges anhand einer „Landkarte", auf der die Glieder und Organe des Körpers verzeichnet sind, betrachtet.

d) Beim **Handlinienlesen** benutzt man die Linien auf der Hand und den Zustand der Haut für die Diagnose. Auch hier gibt es eine „Körperteil-Landkarte", die bei der Diagnose auf die Hand projiziert wird.

e) Dasselbe kann auch den Füßen gemacht werden. Bei der **Fußreflexzonen**-Diagnose werden die Fußsohlen jedoch nicht nur angeschaut, sondern auch gedrückt und geprüft, welche Stellen schmerzen und welchem Organ sie entsprechend der „Fuß-Landkarte" entsprechen.

f) Dasselbe Verfahren lässt sich auch bei der **Ohrdiagnose** mit einer entsprechenden Landkarte durchführen. Hier schaut man nach auffälligen Verfärbungen der Haut u.ä.

g) Im Gegensatz zu den bisher beschrieben Methoden, die immer den augenblicklichen Zustand des Körpers zeigen, bildet das **Geburtshoroskop** die generellen Neigungen des Menschen und somit auch die möglichen Krankheiten ab.

h) Schließlich kann man noch erlernen, auf systematische Weise das **Gleichnis zwischen Psyche und Krankheit** zu erfassen, also zu erkennen, welche Krankheiten welchem psychischen Zustand entsprechen. Auf diese Weise lassen sich physische Krankheiten auch von ihrer psychischen Ursache her heilen.

Bei Bedarf siehe: Harry Eilenstein – „Die 12 Zonen des menschlichen Körpers" in dieser Buch-Reihe.

2. Therapie: Reflexzonen

a) Durch Drücken der zu dem erkrankten Organ gehörenden **Fußreflexzonen** lassen sich diese Organe anregen, wodurch man ihre Heilung unterstützen kann.

b) Dasselbe gilt auch für die **Handreflexzonen**, aber wird nur sehr selten auch tatsächlich praktiziert.

*c) Bei den **Ohrreflexzonen** werden zwar auch die Punkte, die dem erkrankten Organ entsprechen, gedrückt, aber meistens wird eher die Akupunktur benutzt.*

3. Therapie: Analogie-Heilmittel

*a) In der **Homöopathie** wird dem Kranken ein Mittel gegeben, das bei einem Gesunden genau die Symptome hervorruft, die der Kranke hat.*

*b) In der **Steinheilkunde** werden Mineralien als Heilmittel benutzt. Die Kenntnis der Wirkungen wird wie in der Homöopathie durch den Selbstversuch von Gesunden erlangt.*

*c) Die 38 Blütenessenzen der **Bachblüten**-Therapie entsprechen 38 verschiedenen Zuständen des Menschen. Der Vorteil dieser Methode ist, dass sie mit 38 Heilmitteln recht übersichtlich ist – ihr Nachteil ist eben auch, dass sie mit nur 38 Mitteln auch nicht sehr differenziert ist.*

*d) In der Therapie mithilfe der **Schüssler-Salze** werden zwölf verschiedene Mineralsalze verwendet, die jeweils einer bestimmten Grundqualität entsprechen. Hier ist die Auswahl noch kleiner als bei den Bachblüten.*

*e) Die **anthroposophische Heilkunde** strebt nach einer ganzheitlichen Behandlung, die u.a. Gespräche, Eurythmie und eine etwas abgewandelte Form der Homöopathie miteinander kombiniert.*

*f) Die anthroposophische **Misteltherapie** ist eine spezielle Krebstherapie, die auf der Homöopathie aufbaut und die hier einzeln aufgeführt wird, da sie recht gut bekannt ist.*

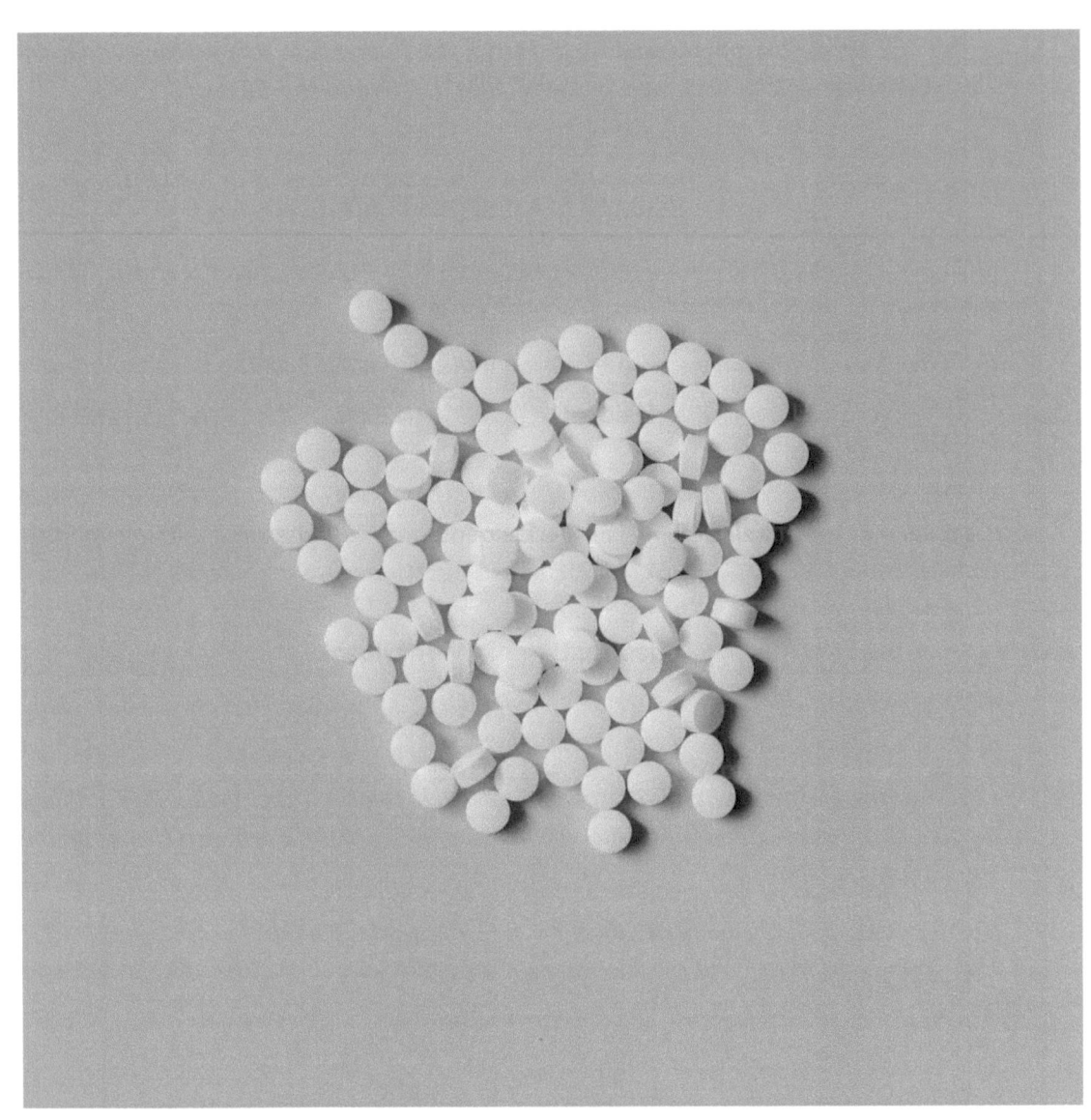

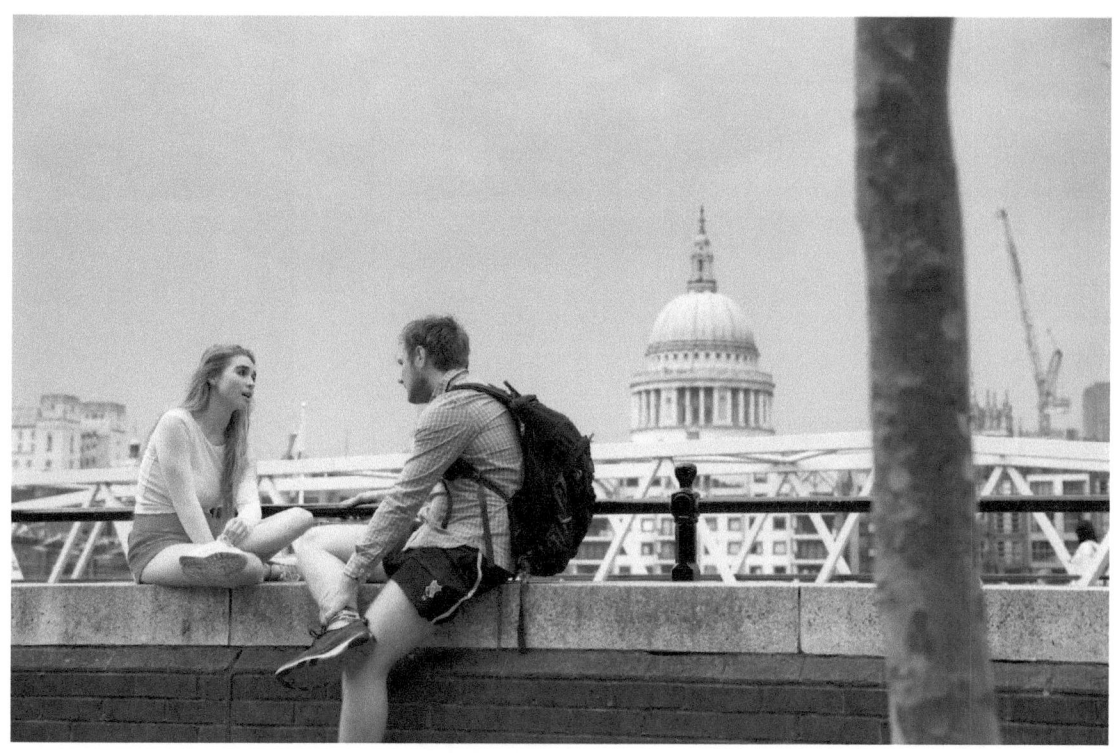

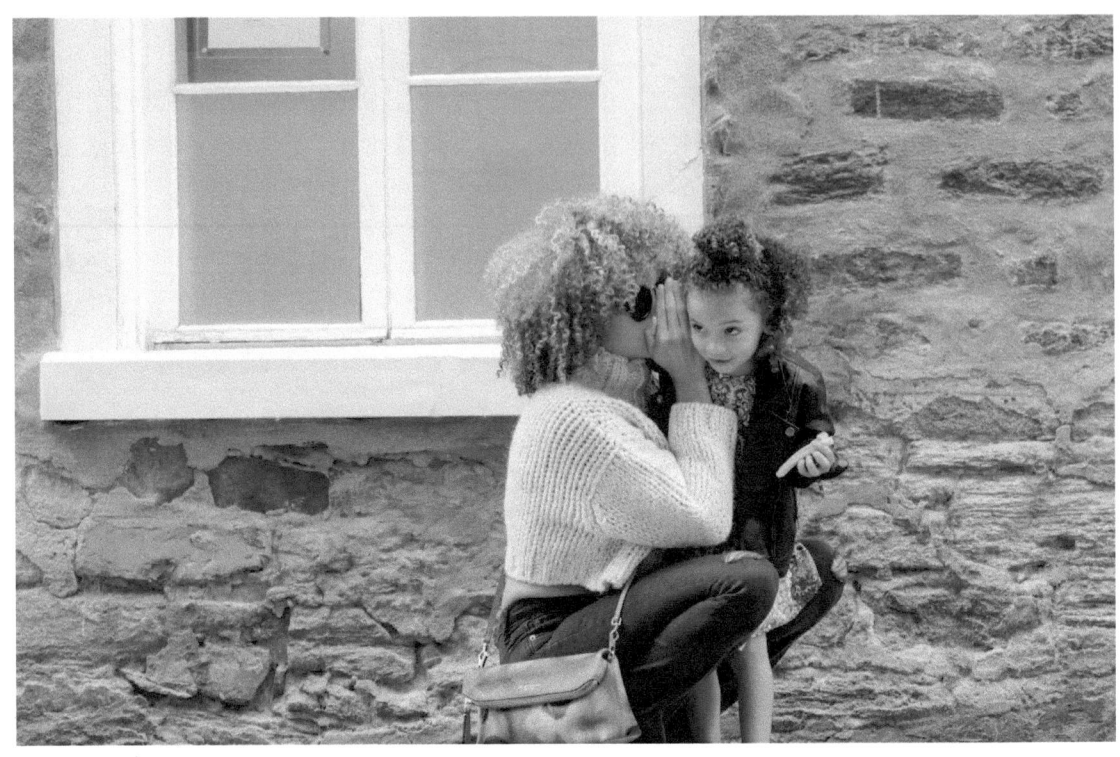

8. Kampf

♏

Diese Heilungsformen haben alle einen sehr kraftvollen und zugleich kämpferischen Charakter – sie streben einen Sieg oder eine Verwandlung an. Hier finden sich daher die spektakuläreren – und zugleich selteneren – Formen der alternativen Medizin.

Dieser Ansatz ist in Notfällen und bei ernsthaften Krisen die passende Vorgehensweise. Allerdings erfordert sie auch, dass die passenden Helfer vor Ort sind oder dass man die fähigen Heiler auch finden kann.

I schulmedizinische Heilweisen

A Chirurgie

Diese medizinische Richtung ist die markanteste Version der Schulmedizin, da in ihr in den menschlichen Körper eingegriffen wird und da für sie viele Apparate verwendet werden.

1. Diagnose

*a) Die Diagnose beginnt in der Regel mit einem **Gespräch** über die Beschwerden.*

*b) Mithilfe von **Ultraschall**-Aufnahmen kann ein Bild des kranken Organs erzeugt werden.*

*c) Mithilfe der **Röntgen**-Aufnahmen lassen sich ebenfalls Bilder des Körperinneren erschaffen, die jedoch eine etwas andere Qualität als die Ultraschall-Aufnahmen haben.*

d) Die genauesten Aufnahmen aus dem Körperinneren können mit der **Computer-**
tomographie *erzielt werden.*

2. Therapie

a) die Therapie besteht aus einer sehr großen Vielfalt von möglichen **Operation**, *die*
z.T. mit Computern und den meist mehreren „Roboterarmen" eines Medizinroboters
ausgeführt werden.

B „Kampfmedizin"

1. Diagnose

a) Die **Diagnose** *beginnt wieder mit einem Gespräch.*

b) Daran schließen sich meist mehrere **Untersuchungen** *an.*

2. Therapie

a) Die bekannteste „kämpferische Therapie" ist die Einnahmen von **Antibiotika**, *die*
Bakterien im Körper abtöten können. Gegen Viren sind sie hingegen wirkungslos.

b) Die **Chemotherapie** *ist vor allem aus der Krebsbehandlung bekannt.*

c) Die **Tumor-Bestrahlung** *stammt ebenfalls aus der Krebstherapie.*

d) Der Extremfall einer Operation ist die **Amputation**.

C Notfallmedizin

Die richtige Erste Hilfe in einem Notfall kann Leben retten.

1. Diagnose

*a) Hier liegt meistens ein deutlicher **optischer Befund** vor, der evtl. noch durch eine kurze Untersuchung ergänzt wird.*

*b) Wenn ein **Gespräch** möglich ist, können dem Kranken oder Verletzen auch einige Fragen gestellt werden.*

2. Therapie

*a) In manchen Fällen kann eine künstliche **Beatmung** notwendig sein.*

*b) Bei Unfällen ist das Stillen der Blutung mithilfe eines **Verbands** die Erste Hilfe.*

*c) Das Schienen eines **Bruchs** kommt erst nach der Beatmung und dem blutstillenden Verband an die Reihe.*

*d) **Operationen** können schließlich in der Regel erst anschließend im Krankenhaus durchgeführt werden.*

II alternative Heilweisen

A Religion/Magie – kraftvoll

1. Diagnose

*a) Diese Therapien beginnen zwar normalerweise auch mit einem **Gespräch**, aber nicht mit einem regulären Therapeuten, sondern eher mit einem religiös-spirituell-magischen Spezialisten – also einem Priester, Schamanen, Medizinmann, Geistheiler o.ä.*

Dieser Ansatz liegt ganz weit außerhalb der Schulmedizin und wird meistens nur von Kranken verfolgt, die ganz verzweifelt und hoffnungslos sind.

*b) Möglicherweise wird in diesem Zusammenhang auch eine **Traumreise** als Diagnose-Methode verwendet.*

2. Therapie

*a) In der „**Religiösen Medizin**" gibt es als den Normalfall das Gebet und als den Extremfall den Exorzismus.*

*b) Die Erfolge der „**Magischen Medizin**", die von Schamanen, Geistheiler, Heiligen u.ä. durchgeführt wird, hätte man früher je nach Weltanschauung „Wunder" oder „außergewöhnliche Magie" genannt. Die Menschen, die zu solchen Dingen in der Lage sind wie z.B. der 1995 verstorbene zypriotische Mystiker Daskalos (Stylianos Atteshlis) erzählen meist nicht herum, was sie können, da sie sonst keine Ruhe mehr in ihrem Leben hätten – daher gibt es mehr solcher Fälle, als allgemein bekannt werden.*

Daskalos hat z.B. das vollkommen krumme Rückgrat einer Freundin von mir dadurch geheilt, dass er ihr ein paarmal über den Rücken gestrichen hat. Das Röntgenbild ihrer Wirbelsäule vor und nach der Behandlung hatte kaum noch Ähnlichkeit miteinander.

Derartige Wunder sind aus allen Religionen und Kulturen bekannt – auch das Neue Testament ist voll davon. Gemeinsamkeiten dieser Wunderheilungen sind 1. das vollkommene Vertrauen des Heilers in das, was er tut – was meistens ein unerschütterliches Vertrauen in eine Gottheit oder in eine Weltanschauung impliziert, 2. eine vollkommen entspannte Mühelosigkeit bei der Heilung selber; und 3. die Öffnung des eigenen Bewusstseins zur Welt hin – diesen Zustand bezeichnet Buddha als die vier grenzenlosen Zustände eines Erleuchteten: grenzenloses Mitgefühl, grenzenlose Barmherzigkeit, grenzenlose Liebe und grenzenlose Freude.

Die Unterscheidung von „Religiöse Medizin" und „Magische Medizin" ist vor allem eine Frage der Weltanschauung.

*c) In der **Therotherapie** werden Heilmittel verwendet, die aus Tieren – vor allem aus Würmern, Kröten, Schlangen u.ä. – hergestellt werden. Da gegen diese Tiere eine weitverbreitete Abneigung besteht, werden diese Heilmittel vermutlich auch auf den Schatten der Psyche wirken und seine Integration und somit auch die Heilung* *fördern.*

*d) Ein Sonderfall sind die **Spontanheilungen** mit und ohne Hilfe von einem anderen Menschen.*

e) Wenn das Problem Lethargie, Mangel an Lebensmut und Selbstvertrauen, Gleichgültigkeit oder Ähnliches sein sollte, könnte auch ein Feuerlauf helfen, da man dabei auf jeden Fall „ganz wach" wird und ganz bei der Sache ist und außerdem noch sieht, dass etwas, das man für unmöglich gehalten hat – barfuß über glühende Kohlen gehen – doch möglich ist.

B „Kampfmedizin"

1. Diagnose

*a) Auch hier ist das **Gespräch** der Anfang der Klärung, welche Therapieform die passende für den Patienten ist.*

*b) Möglicherweise folgt darauf noch eine eingehendere **Untersuchung**, falls dies nicht bereits vorher geschehen ist.*

2. Therapie

*a) Bei der **Ozontherapie** wird Ozon (O_3) entweder eingeatmet oder in die Blutbahn injiziert. Durch seine stark oxidierende Wirkung tötet Ozon Bakterien und Viren ab und ist daher in manchen Fällen eine Alternative zu Antibiotika. Diese Methode gehört in den Grenzbereich zwischen Schulmedizin und den alternativen Heilmethoden.*

C   Schmerztherapie

1. Diagnose

*a) Hier ist wieder das Gespräch die wesentliche Grundlage für die Therapie. Es ist jedoch anzunehmen, daß solch ein Fall eine längere **Vorgeschichte** hat, in der bereits verschieden andere Möglichkeiten der Schmerzlinderung ausprobiert worden sind.*

2. Therapie

*a) Bei der **Neuraltherapie** werden lokale Betäubungen an schmerzenden Stellen sowie an Narben u.ä. Störungen, die selber oft nicht schmerzen, durchgeführt, um dadurch letztlich die Schmerzproblem des Patienten zu heilen. Bei dieser Therapie wird davon ausgegangen, daß die Ursachen für Schmerzen an einer Körperstelle weit von der schmerzenden Stelle entfernt liegen können.*

C   Psychotherapie

1. Diagnose

*a) Vermutlich werden auch hier dem **Gespräch** mit dem Therapeuten schon andere Gespräche und Therapien vorausgegangen sein, da nur selten jemand sofort mit diesen etwas unbekannteren Therapie-Formen beginnen wird.*

2. Therapie

*a) In der von **Alfred Adler** begründeten Therapie-Richtung spielt die Konkurrenz vor allem unter Geschwistern sowie die Entwicklung eines funktionsfähigen Selbstbildes eine große Rolle.*

*b) Peter Levine hat eine Richtung der **Traumaheilung** entwickelt. Ein Trauma kann* man am einfachsten als einen psychischen Krampf auffassen: Die Erinnerung an ein schreckliches Erlebnis, das noch immer mit heftigen Gefühlen aufgeladen ist, ist sozusagen in einer Konservendose im Keller der Psyche eingesperrt, die deshalb unter Druck steht und auf dem Regal rappelt und Unruhe in dem ganzen Haus der Psyche verbreitet. Solche Traumata zählen zu den größten Problemen, die eine Psyche haben kann.

c) Der **Rebirthing-Atem** (eine Form der Hyperventilation) lädt den Lebenskraftkörper so sehr mit Lebenskraft auf, dass schließlich alle Blockaden und verschlossenen Traumata eine nach der anderen aufbrechen und die verdrängten Inhalte der Psyche wieder zum Vorschein kommen und bewusst werden. Diese Therapie sollte man nicht als Solo-Experiment durchführen, sondern nur in Begleitung.

d) Die **Reinkarnations-Therapie** ähnelt der Hypnose. Ihr Grundproblem besteht darin, dass sich die Frage, ob die auftauchenden Bilder Erinnerungen an frühere Leben oder Gefühle aus diesem Leben sind, nur selten klären lässt. Hat jemand Angst vor Feuer, weil er im letzten Leben als Hexe verbrannt worden ist? Oder hat jemand in diesem Leben eine Angst vor Feuer entwickelt und hat sein Unterbewusstsein diese Angst dann zu dem Bild der Hexenverbrennung dramatisiert?

Wenn in diesen inneren Bildern viele unwichtige Details auftauchen, die sich nachprüfen lassen, ist die Wahrscheinlichkeit größer, dass es sich um Reinkarnations-Erinnerungen handelt. Schließlich dramatisiert das Unterbewusstsein nur die wichtigeren Dinge zu inneren Bildern, die man in Träumen, auf Traumreisen und unter Hypnose sehen kann.

Trotz dieser Unsicherheit können durch diese Methode durchaus bisher verborgene Inhalte der Psyche bewusst werden, deren anschließende Heilung hilfreich sein kann. Für die Heilung ist es zum Glück egal, woher diese Bilder stammen, da es sicher ist, dass sie aus der Psyche stammen und dort eine größere Kraft und folglich auch eine größere Wirkung haben.

C   Notfalltherapie

1.   Diagnose

*a) Hier ist nicht das Gespräch, sondern eine **erschreckende Situation** oder eine **Verletzung** der Auslöser für das Verabreichen der Notfallmedizin.*

2.   Therapie

*a) Die einzige etwas bekanntere Form der Notfall-Medizin aus dem alternativen Bereich sind die **Notfall-Tropfen** aus den Bachblüten, die z.B. zur Auflösung eines Schocks gleich nach seiner Entstehung verwendet werden können.*

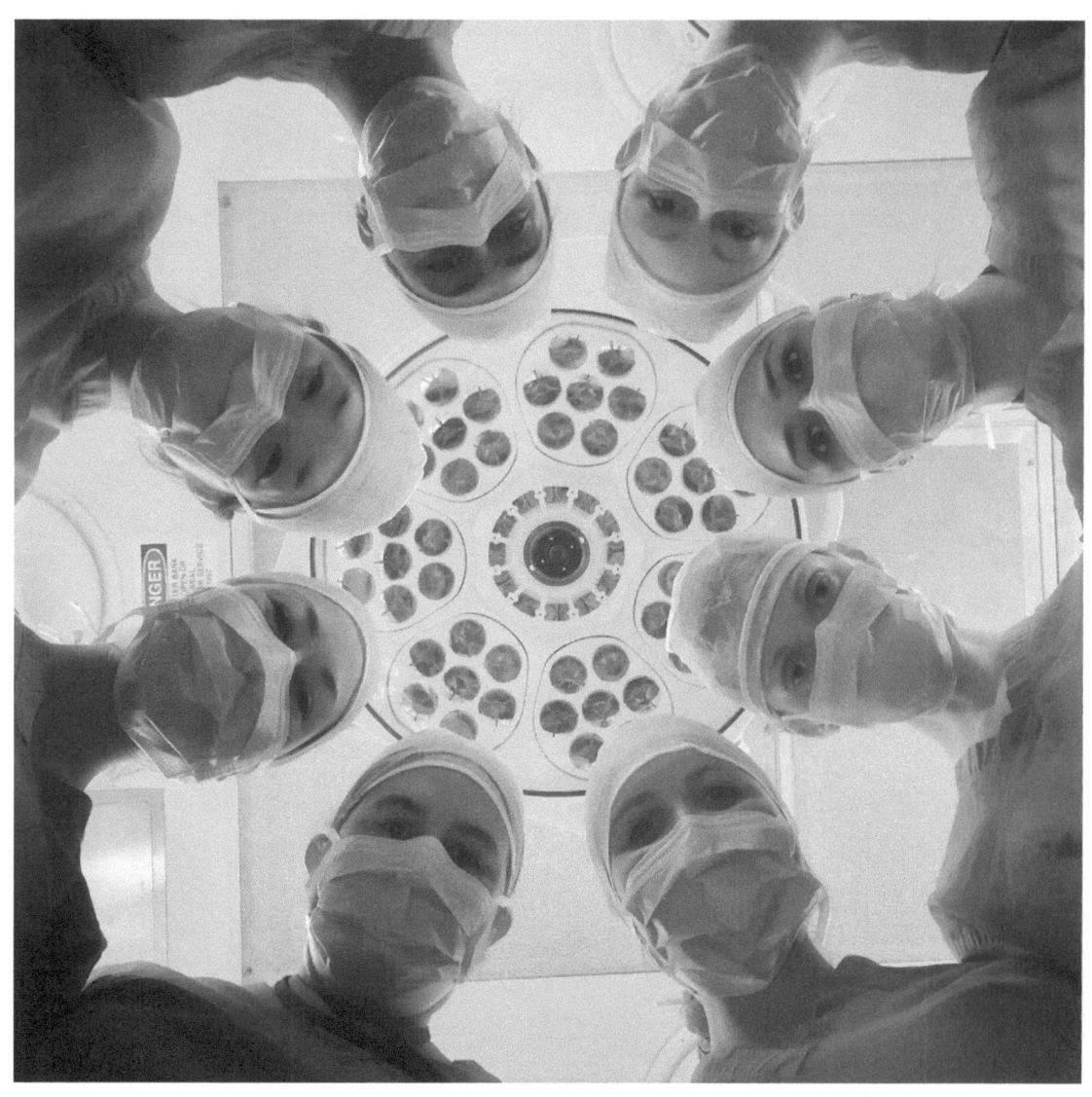

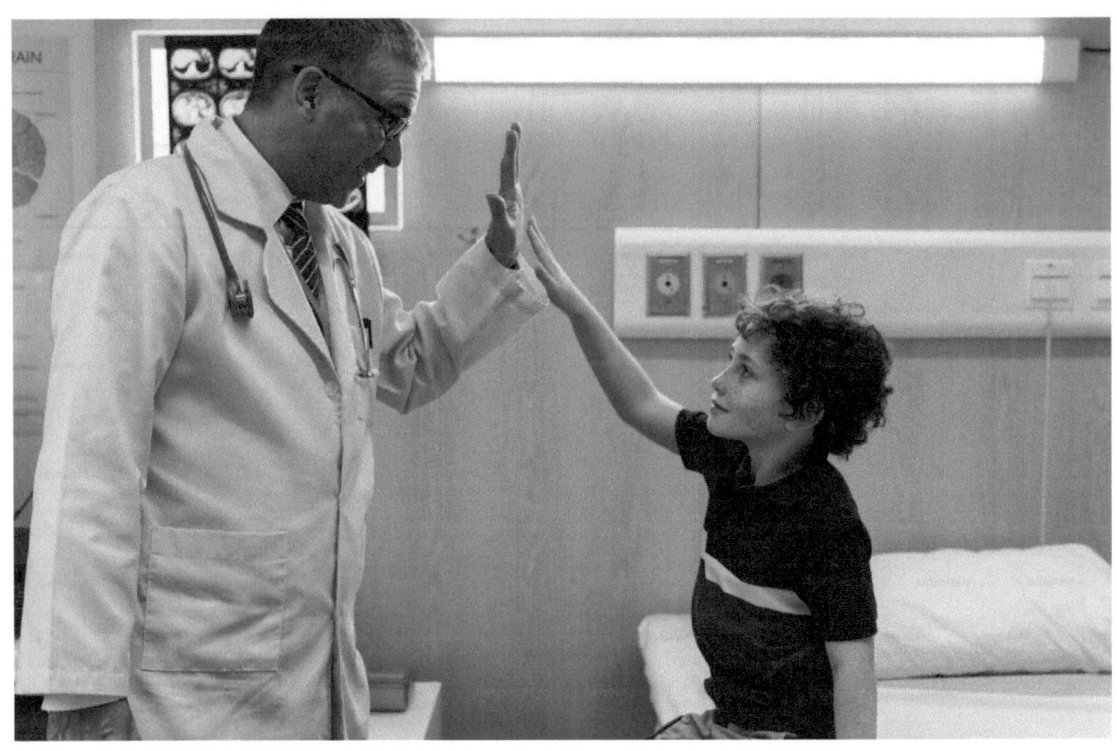

9. Zielorientierung

Dieser Ansatz bezieht sich auf die Lebens-Motivation eines Menschen, die möglicherweise erlahmt oder vollständig in einer Depression oder in einem Burnout zusammengebrochen ist. Ohne das Streben nach eigenen Zielen in seinem Leben hört das Leben schlichtweg auf …

Dieser Ansatz ist dann besonders wichtig, wenn durch Depressionen, Burnout, Selbstmordversuche u.ä. der Lebenswille erschöpft bzw. gebrochen ist.

I Schulmedizinische Heilweisen

A   Psychologie

1.   Diagnose

*a) Die Diagnose beginnt entweder mit einem **Gespräch** oder durch eine **Überweisung** von Ärzten, die den Kranken bereits zuvor behandelt haben.*

2.   Therapie

*a) Möglicherweise werden dem Patienten eher **körperbezogene Psychotherapien** empfohlen, um seine Motivation und seinen Lebenswillen und auch ein wenig Optimismus wiederherzustellen.*

*b) Es könnte auch sein, dass sich die Therapie nach der Erholung von einer Depression oder einem Burnout vor allem auf die **Motivationsförderung** bezieht. Das wäre* *dann möglicherweise nicht nur die Aufgabe eines Psychotherapeuten, sondern auch eines Sozialarbeiters.*

*c) Es wäre auch denkbar, dass vor allem **Alltagshilfen** – vermutlich wieder durch einen Sozialarbeiter – angeboten werden.*

*d) Bei größeren Problemen könnten auch Alltagshilfen wie **Integrationshelfer** oder **betreutes Wohnen** für den Übergang zurück in eine „normales Leben" angeboten werden.*

II Alternative Heilweisen

A   Psyche-orientierte Methode

1.   Diagnose

*a) Auch im alternativen Heilungsbereich wird die Diagnose mit einem **Gespräch** beginnen. Vermutlich sind diesem Gespräch aber schon Gespräche mit anderen Ärzten und verschiedene andere Behandlungen vorausgegangen.*

2.   Therapie

*a) Die schlichteste alternative Methode zur Wiederherstellung der Lebens-Motivation ist das **Positive Denken**. Das wird jedoch vermutlich nur bei geringen Störungen helfen.*

*b) Eine andere Möglichkeit sind die verschiedenen Arten des mentalen Trainings wie z.B. das **Neuro-Linguistische Programmieren** (NLP), das aus einer Vielzahl von Methoden besteht und – wie der Name schon sagt – die „Umprogrammierung" des Gehirns zum Ziel hat. Früher nannte man diese Methode auch „Autosuggestion".*

*c) Möglicherweise kann auch die **Biofeedback-Therapie**, bei der eigene Zustände erlebbar gemacht werden, weiterhelfen. Bei dieser Methode wird z.B. der Herzschlag durch Töne wahrnehmbar gemacht, wodurch der Patient hören kann, wenn sich sein*

Herzschlag beschleunigt und er offenbar gerade etwas sagt oder fühlt, was in ihm Stress hervorruft.

Dieser Ansatz ähnelt einem „Lügendetektor für sich selber".

*d) Ein anderer Ansatz wäre eine **Familienaufstellung**, die durchgeführt wird, um den eigentlichen Grund für die Motivations-Blockade herauszufinden und zu heilen.*

*e) Noch eine andere Möglichkeit wären Meditationen und **Traumreisen zur eigenen Seele**. Dieser Ansatz wäre erfolgversprechend, wenn der Betreffende sich gar nicht mehr bewusst ist, wer er eigentlich ist und was er eigentlich will.*

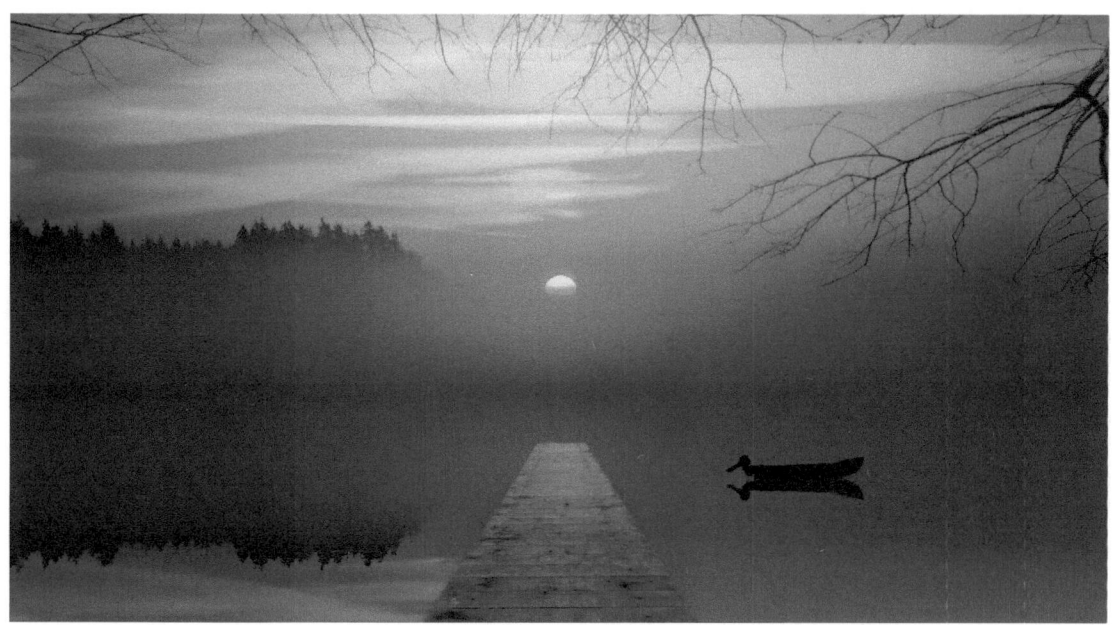

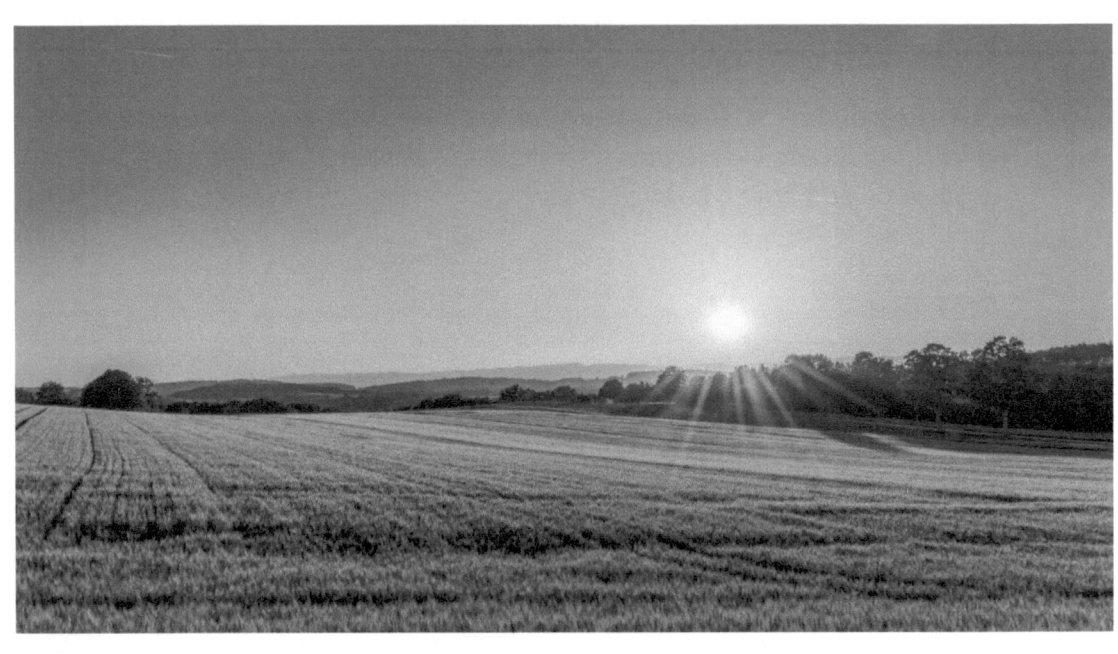

10. Entspannung

vs

Ein sehr wichtiges Element bei jeder Heilung ist die Entspannung. Dies bezieht sich sowohl auf die zu hohe leibliche Anspannung, die zu einem leiblichen Krampf werden kann, als auch auf die zu hohe psychische Anspannung, die zu einem psychischen Krampf, also zu einer Fixierung oder einem Trauma werden kann.

Dieser Ansatz ist für diejenigen am wichtigsten, die dauernd im Stress sind und die niemals zur Ruhe kommen können. Durch diese Entspannungsmethoden können Depressionen, Burnout u.ä. vermieden werden.

I Schulmedizinische Heilweisen

A   Entspannungsmethoden

Ein kleines bisschen Anspannung oder Nervosität kann leistungssteigernd sein, doch ein größeres Maß an Anspannung ist hinderlich. Die extreme Form der Anspannung sind der körperliche Krampf und der psychische Krampf (Trauma).

1. Diagnose

*a) Das Vorhandensein eines körperlichen **Krampfes** kann durch ein Gespräch herausgefunden werden.*

*b) Es ist jedoch auch möglich, dass dem Patienten seine Muskelverhärtung oder sein Krampf gar nicht bewusst ist, sodass dieser Befund nur durch eine **Untersuchung** festgestellt werden kann.*

2. Therapie

*a) Eine naheliegende Methode zur Auflösung der Muskelverhärtungen und der Krämpfe ist die **Massage**.*

*b) Eine andere Methode, bei der der Patient selber aktiv wird, ist die **Progressive Muskelentspannung**, die vor allem darin besteht, die Muskeln abwechselnd gezielt anzuspannen und wieder zu entspannen. Dies ist oft ein Bestandteil einer Verhaltenstherapie.*

Die Methoden der Verhaltenspsychologie sind besonders effektiv, wenn sie als „Erdung“ der Erkenntnisse und Entschlüsse nach einer vorhergehenden Klärung und Selbsterkenntnis genutzt werden.

*c) Das **Autogene Training** benutzt innere Entspannungsübungen, d.h. man liegt die ganze Zeit bei dieser Methode. Dabei werden innere Vorstellungen benutzt. Diese Methode ist eine Form der Selbsthypnose. Sie ist eine gesetzlich anerkannte Therapiemethode.*

*d) Möglicherweise wird auch ganz einfach ein **Reha-Training** empfohlen.*

*e) Es wäre auch das Verschreiben einer **Kur** denkbar, damit der Patient Zeit bekommt, sich einmal über längere Zeit zu entspannen.*

II Alternative Heilweisen

A Entspannungsmethoden

Bei den alternativen Heilweisen spielen die Entspannungstechniken oft eine größere Rolle als bei der Schulmedizin.

1. Diagnose

*a) Auch hier beginnt die Diagnose in der Regel mit einem **Gespräch**. In vielen Fällen wird der Patient, wenn er sich an die alternativen Heilweisen wendet, schon ein* *etwas klareres Verständnis für sein Problem haben als es durchschnittlich üblich ist*

2. Therapie

a) Eine beliebte und wirksame Methode zur Erlangung einer größeren physischen und psychischen Entspannung ist das **Yoga***. Bei den meisten Übungen sitzt man auf dem Boden. Es gibt nur wenige, stets langsame Bewegungen.*

b) Dasselbe gilt für das **Tai-Chi***, das etwas dynamischer ist als das Yoga. Bei den meisten Übungen steht man. Man bewegt sich die meiste Zeit – in der Regel langsam.*

c) Bei der vom Judo abgeleiteten **Feldenkrais-Methode** *macht man eher kleine, langsame Bewegungen. Wie bei den beiden vorigen Methoden ist man auch hier aufmerksam auf die eigenen Bewegungen. Dadurch löst man falsche Bewegungsfolgen und die sich daraus ergebenden körperlichen Probleme wieder auf und lernt erneut die richtigen Bewegungsfolgen. Man kann diese Methode in etwa als „Osteopathie, die man selber durchführt" ansehen.*

d) Die **Eutonie** *ist sowohl eine vorbeugende als auch eine heilende Methode – was auch für Yoga und Tai-Chi zutrifft. Durch die vielfältigen Übungen mit und ohne Hilfsmittel (Stäbe, Bälle, Balanciergeräte u.ä.) wird eine verbesserte Körperwahrnehmung, Körperhaltung und Körperspannung erreicht.*

e) Das **Shiatsu** *ist eine entspannende und entkrampfende Massage-Technik.*

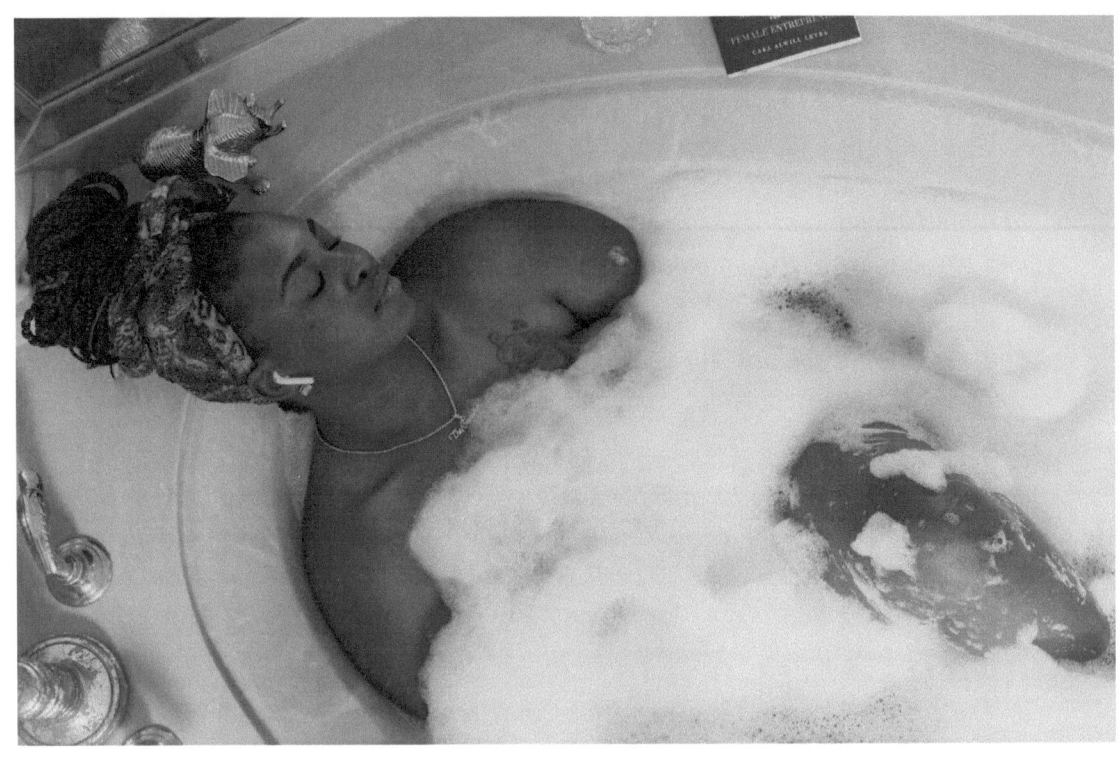

11. Technik

≈

Bei der Heilung wurden seit jeher auch technische Hilfsmittel verwendet, die mittlerweile eine fast unüberschaubare Vielfalt erreicht haben – sowohl in der Schulmedizin als auch in den alternativen Heilungsmethoden.

Die vielen Geräte sind sowohl in der Schulmedizin als auch in der alternativen Medizin ausgesprochen hilfreich. Da der Einsatz solcher Geräte vor allem im schulmedizinischen Bereich jedoch sehr teuer ist, könnte die verstärkte Erforschung und Nutzung der alternativen Heilmethoden auch die Kosten im Gesundheitswesen senken – was ausgesprochen wünschenswert wäre.

I Schulmedizinische Heilweisen

A   Werkzeuge und Apparate

Die Schulmedizin hat eine sehr große und hilfreiche Vielfalt an Möglichkeiten der Diagnose mithilfe von Werkzeugen und Apparaten entwickelt.

1.   Diagnose

*a) Der Beginn der Diagnose ist immer das **Gespräch**. Daraus ergibt sich in der Regel die Wahl der weiteren Diagnose-Methoden.*

*b) Der zweite Schritt ist oft der **optische Eindruck**, den der Patient macht.*

*c) Je nach Symptomen wird die **Körpertemperatur** (Fieber) gemessen.*

*d) Ebenso ist das Messen des **Pulsschlags** von großer Bedeutung.*

*e) Dasselbe gilt für das Messen des **Blutdrucks**.*

*f) Mithilfe eines **Pulsoxymetrie-Geräts** kann der Sauerstoffgehalt des Blutes bestimmt werden.*

*g) Das Gerät, das geradezu zu einem Symbol für die Schulmedizin geworden ist, ist das **Stethoskop**, mit dessen Hilfe die Atmung und der Zustand der Luge untersucht werden kann.*

*h) Der Zustand des Körperinneren kann teilweise durch **Abtasten** erkannt werden.*

*i) Das **Röntgen** erzeugt Bilder des Körperinneren – am deutlichsten zeigt diese Methode den Zustand der Knochen.*

*j) Auch das **Ultraschallgerät** erzeugt Bilder des Körperinneren – bei dieser Methode sind die weichen Strukturen der Organe deutlicher sichtbar.*

*k) Durch die **Computertomographie** entstehen die genauesten Bilder des Körperinneren.*

*l) Es gibt noch **sehr viele weitere Werkzeuge und Geräte** für die Diagnose.*

2. Therapie: Werkzeuge und Apparate

Auch bei der Therapie gibt es eine fast unüberschaubare Vielfalt an hilfreichen Werkzeugen und Apparaten.

*a) Das von **Wärmelampen** ausgestrahlte Rotlicht dient der Entspannung der Muskeln.*

*b) Die **Sauerstoffmaske** dient der künstlichen Beatmung.*

*c) Die **Herz-Lungen-Maschine** stabilisiert Herzschlag und Atmung und kann sie auch für eine begrenzte Zeit ganz ersetzen.*

*d) Der **Defillibrator** kann durch gezielte Stromstöße Störungen des Herzschlags und auch einen Herzstillstand beheben.*

*e) Ein **Herzschrittmacher** ist ein implantiertes Gerät, das den Herzschlag reguliert.*

*f) Die Vielfalt der – oft gefürchteten – **zahnärztlichen Geräte** sind den meisten Menschen gut bekannt. Am berüchtigsten sind wahrscheinlich der Bohrer und die Spritze.*

*g) Das waren nur einige Beispiele für die **große Vielfalt an Werkzeugen und Apparaten**, die in der schulmedizinischen Therapie verwendet werden.*

3. Therapie: Prothesen

*a) Die am weitesten verbreitete Prothese ist sicherlich das **Gebiss**, das jedoch im Allgemeinen eher nicht zu den Prothesen gezählt wird.*

*b) Die älteste Form der Prothese ist sehr wahrscheinlich die **Krücke**.*

*c) Die berühmteste Prothese ist vermutlich das **Holzbein**, das zu jedem „echten" Piratenkapitän gehört.*

*d) Der **Rollator** ist mittlerweile ein weit verbreitetes Hilfsmittel, das die Krücke weitgehend ersetzt hat.*

*e) Eine neue Entwicklung sind die „**Roboter-Prothesen**", die durch die elektrischen Impulse in den Nervenenden z.B. am Ellenbogen bei einem fehlenden Unterarm gesteuert werden. Sie sind 1977 als Fiktion aus den „Star Wars"-Filmen bekannt geworden, doch mittlerweile sind sie Realität geworden.*

II alternative Heilweisen

A Werkzeuge und Apparate

Generell kommt die alternative Medizin mit recht wenigen Diagnose-Werkzeugen und Diagnose-Apparaten aus.

1. Diagnose

*a) Bei der **Kirlian-Photographie** wird das elektrische Feld rings um den Körper foto-*

grafiert. *Die dabei auftretenden Abweichungen von der Form des normalen elektrischen Feldes werden dann für die Diagnose verwendet.*

*b) Bei der **Haaranalyse** wird die Substanz eines Haares des Patienten chemisch unter-sucht.*

*c) Wenn man möchte, kann man auch solche Dinge wie das **Pendel** und die **Wünschelrute** zu den Hilfsmitteln der alternativen Heilweisen zählen.*

2. Therapie

*a) Das **Kinesiotape** ist ein buntes, textiles Klebeband, das auf die Haut aufgeklebt wird und das mit dem vor allem der Zustand der Muskulatur verbessert werden soll. Diese Methode ist mittlerweile weit verbreitet.*

*b) **Lichttherapie-Geräte** sind spezielle Lampen, in deren Licht man eine „Licht-Dusche" nimmt.*

*c) Bei der Iontophorese werden Medikamente und ein leichter Strom über die Haut aufgenommen. Dafür wird ein **Iontophorese-Gerät** benötigt.*

*d) Bei der **Bioresonanz-Methode** (Radionik) wird ein **Bioresonanz-Gerät** benötigt, an das der Patient dann über zwei oder mehr Elektroden angeschlossen wird.*

*e) Der **Multiwellen-Oszillator** sendet hochfrequente elektromagnetische Wellen aus, die Krebs heilen sollen.*

*f) Die **Schwingungsmedizin** umfasst Licht, Musik, Skalarwellen und Hochfrequenzen, die durch die passenden Geräte erzeugt werden.*

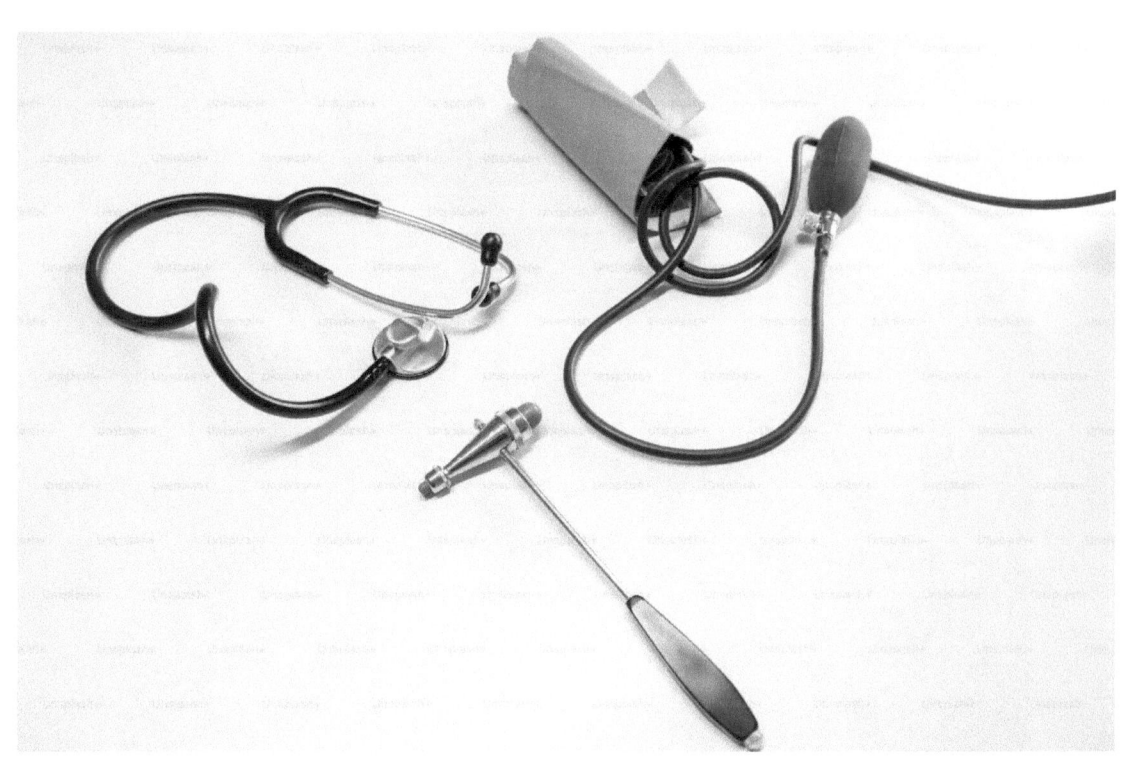

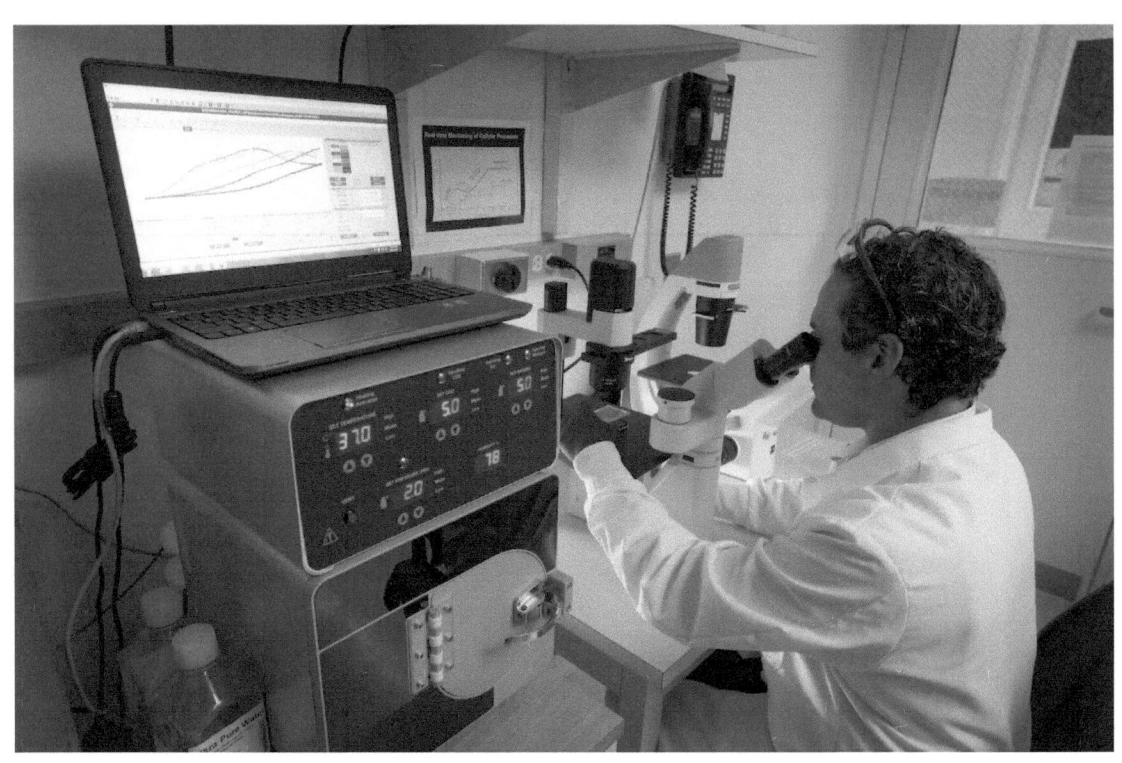

12. Umfeld

♓

Schließlich müssen als zwölftes und letztes auch noch die Lebensumstände eines Menschen berücksichtigt und evtl. geändert werden, wenn man eine dauerhafte Heilung erreichen will.

Dieser Ansatz sollte eigentlich immer berücksichtigt werden – wozu allerdings nur sehr selten in dem Diagnose-Gespräch oder gar in der Therapie Zeit ist.

I Schulmedizinische Heilweisen

A   soziale Therapie

Die soziale Therapie ist mittlerweile als oft notwendige Ergänzung zur Psychotherapie weitgehend etabliert worden. Zumindest besteht ein allgemeines Bewusstsein über den Einfluss des sozialen Umfeldes auf die Psyche.

1.   Diagnose

*a) Die Lage eines Patienten wird im Allgemeinen in einem **Gespräch** geklärt und genauer betrachtet.*

2.   Therapie

*a) Bei größeren Missständen wird dem Patienten ein **Sozialarbeiter** zur Seite gestellt, der ihm hilft, seine Lebensumstände wieder – so weit dies möglich ist – zu verbessern.*

*b) Manchmal ist auch ganz schlicht ein **Umzug** notwendig, wenn der Patient z.B. neben einem Schlachthaus, einer Fabrik, einem Bordell, einer Kaserne, einem Gefängnis oder an einem ähnlichen Ort wohnt, dessen Einfluss für einen Großteil seiner psychischen Probleme verantwortlich ist.*

*c) In manchen Fällen ist auch ein **Entzug** in einer Drogenklinik o.ä. notwendig.*

*d) In vielen Fällen ist es ausgesprochen **schwierig**, die Lage eines Patienten in sozialer Hinsicht zu verbessern, da er fest in seiner alten Umgebung, in seinen gewohnten Mustern und Beziehungen steckt.*

II Alternative Heilweisen

A   Religion/Magie – sanft

Die hier aufgeführten Methoden sind im Gegensatz zu den kämpferisch-kriegerischen Methoden in Kapitel 8 sanft und friedlich.

1. Diagnose

*a) In den meisten Fällen wird der Patient durch ein **Gespräch** dazu angeregt, einmal auch eine spirituelle, religiöse oder magische Methode zur Verbesserung seiner Lebensumstände auszuprobieren.*

2. Therapie

a) Das Vertrauen in eine Gottheit oder in Gott ist die Grundlage für den Glauben, der Berge versetzen kann. Die meisten Spontanheilungen finden bei Menschen statt, die zuvor einen solchen Glauben bzw. einen solchen Heilungswillen entwickelt hatten.

B   soziale Therapie

1. Diagnose

*a) Die Erkenntnis, dass etwas an dem sozialen Umfeld verändert werden muss, kommt manchmal im **Gespräch mit einem Therapeuten**, öfter jedoch vermutlich im **Gespräch mit Familienangehörigen oder Freunden**.*

2. Therapie

*a) Durch erfolgreiche **Familienaufstellungen** können die Bindungen an bestimmte Verhaltensmuster aufgelöst werden, was dann auch eine Veränderung der sozialen Situation bewirken kann.*

*b) Möglicherweise kann auch das **Gespräch mit einem Priester** oder Schamanen oder auch eine Beichte für den Notleidenden neue Wege und Verhaltensweisen eröffnen.*

*c) Anschließend an die Erkenntnis der Notwendigkeit von Veränderungen und an den Entschluss zu diesen Veränderungen ist immer auch die konkrete **Umsetzung** dieser Entschlüsse notwendig, damit sich das Leben des Betreffenden auch wirklich ändern und verbessern kann.*

C   Lebenskraft-Lebensumfeld

1. Diagnose

a) Das vorliegende Problem wird in der Regel in einem Gespräch geklärt.

b) Durch Rutengehen (Wünschelrute) können evtl. Leylines, die eine harte Ausstrahlung haben, wie man sie oft an den Wohnorten von Krebskranken findet, entdeckt werden.

2. Therapie

a) In vielen Fällen lässt sich durch eine Umgestaltung des Wohnraums der Einfluss der störenden Leylines vermeiden.

b) In vielen Fällen kann auch das energetische Feng Shui helfen, durch das die Lebenskraft an einem Ort gründliche umgestaltet werden kann.

Bei Bedarf siehe dazu auch „Die Zwölf Fundamente des Wohnens" aus dieser Buch-Reihe.

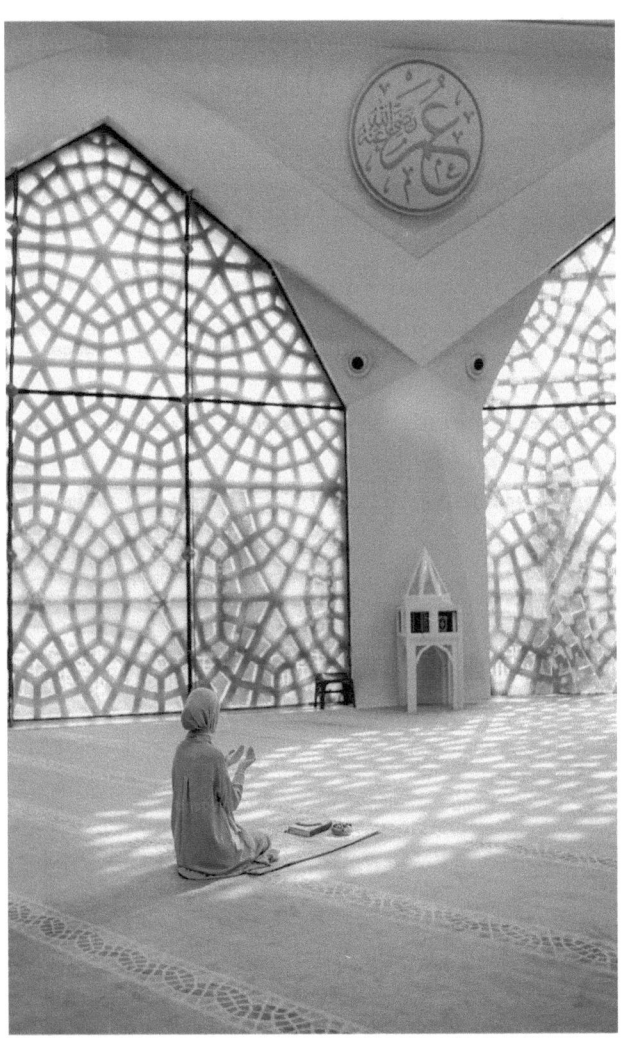

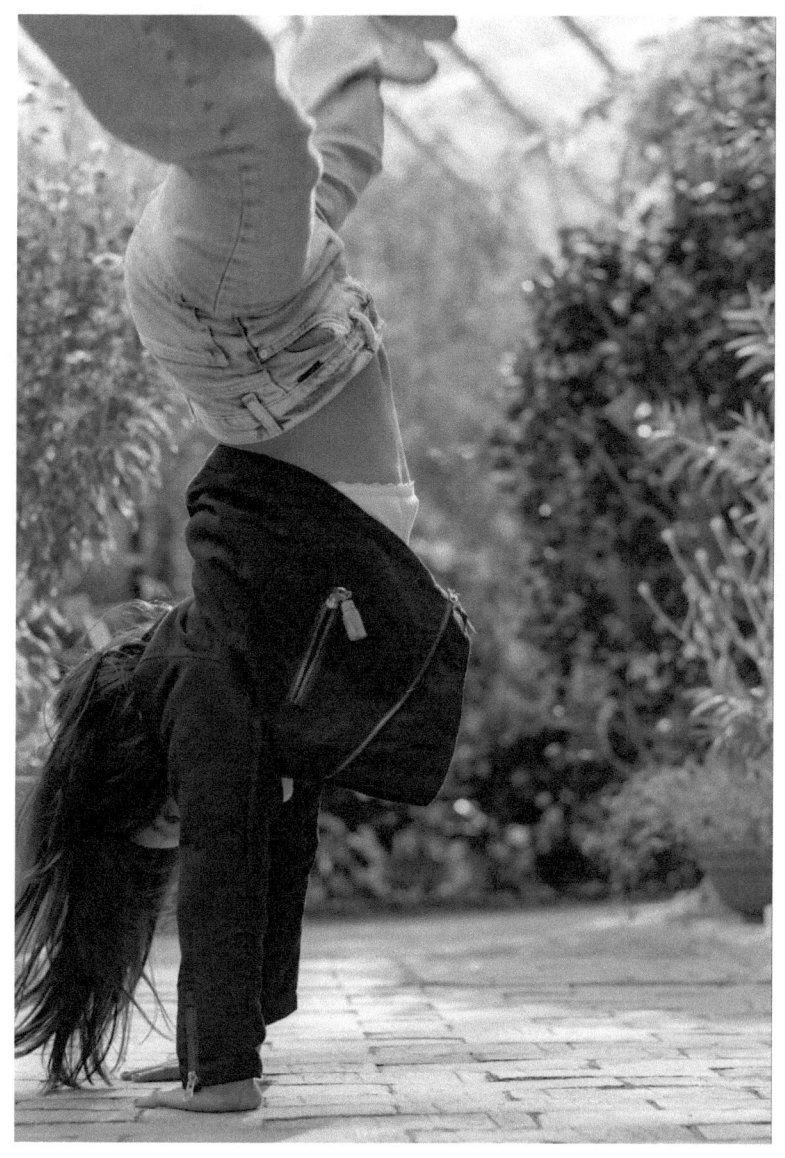

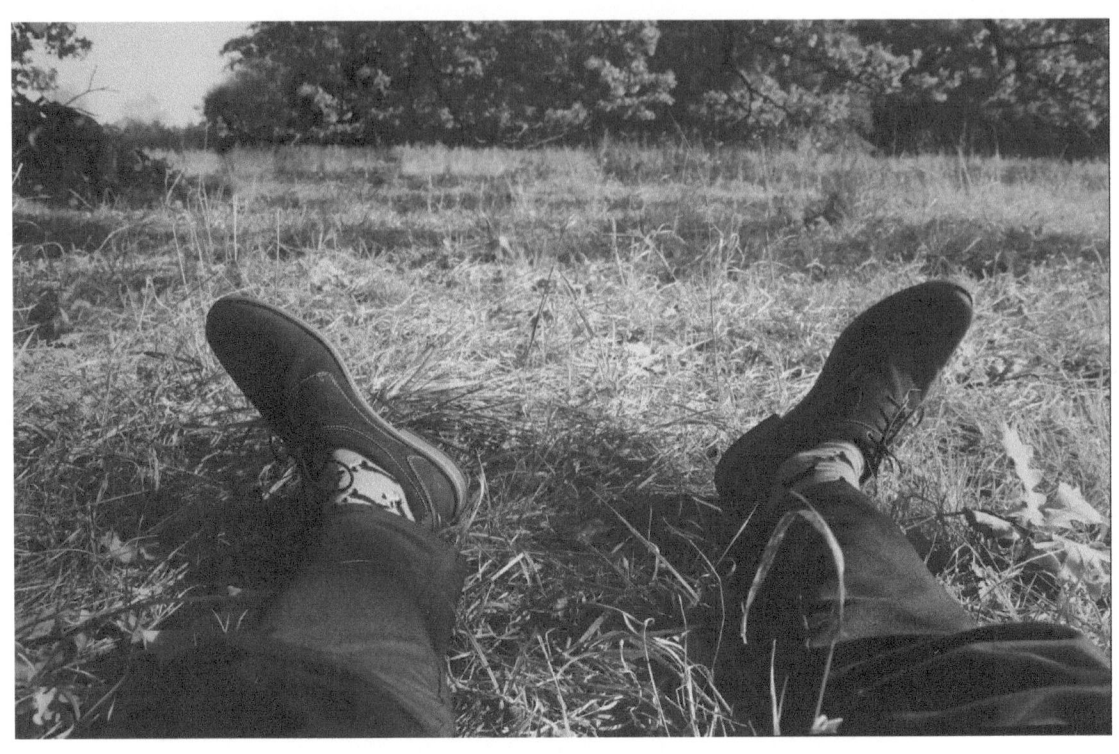

Bücher von Harry Eilenstein

Magie für Anfänger
- Telepathie für Anfänger (60 S.)
- Telepathie für Fortgeschrittene (52 S.)
- Telekinese für Anfänger (52 S.)
- Analogien für Anfänger (56 S.)
- Omen und Orakel für Anfänger (52 S.)
- Lebenskraft für Anfänger (60 S.)
- Meditation für Anfänger (56 S.)
- Kundalini für Anfänger (100 S.)
- Hypnose für Anfänger (56 S.)
- Kampfmagie für Anfänger (172 S.)
- Auto-Movement für Anfänger (56 S.)
- Chakra-Magie für Anfänger (148 S.)
- Astralreisen für Anfänger (56 S.)
- Astrologie für Anfänger (120 S.)
- Astrologische Quadrate für Fortgeschrittene (72 S.)
- Partnerhoroskope für Anfänger (100 S.)
- Silberschnüre für Anfänger (52 S.)
- Zaubersprüche für Anfänger (60 S.)
- Ritual-Magie für Anfänger (56 S.)
- Mandalas für Anfänger (68 S.)
- Geldzauber für Anfänger (56 S.)
- Liebeszauber für Anfänger (52 S.)
- Invokationen für Anfänger (52 S.)
- Evokationen für Anfänger (60 S.)
- Geister für Anfänger (52 S.)
- Elfen für Anfänger (56 S.)
- Magie-Forschung für Anfänger (140 S.)
- Magie-Romantik für Anfänger (60 S.)
- Selbsterkenntnis für Anfänger (52 S.)
- Einweihungen für Anfänger (60 S.)
- Drogen-Kabbala für Anfänger (216 S.)
- Zahlensymbolik für Anfänger (60 S.)
- Die Sprache des Mondes – für Anfänger (116 S.)
- Zaubergesänge für Anfänger (100 S.)
- Zukunftschau für Anfänger (60 S.)
- Schamanismus für Anfänger (52 S.)
- Schwitzhütten für Anfänger (52 S.)
- Magische Gegenstände für Anfänger (68 S.)
- Übertragungen für Anfänger (68 S.)
- Zaubertränke für Anfänger (64 S.)
- Magie-Gesten für Anfänger (252 S.)
- Da'ath-Magie für Anfänger (64 S.)
- Magie-Heilungen für Anfänger (68 S.)
- Kornkreise für Anfänger (348 S.)
- Feng Shui für Anfänger (96 S.)
- Tao für Anfänger (112 S.)
- Magie für Anfänger – Sammelband   I (696 S.)
- Magie für Anfänger – Sammelband II (664 S.)
- Magie für Anfänger – Sammelband III (580 S.)
- Magie für Anfänger – Sammelband IV (700 S.)
- Magie für Anfänger – Sammelband   V (676 S.)
- Magie für Anfänger – Sammelband VI (640 S.)

Magie
- Handbuch für Zauberlehrlinge (408 S.)
- Wie man das Pentagramm-Ritual zum Leben erweckt (308 S.)
- Tarot (104 S.)
- Physik und Magie (184 S.)
- Die Synthese von Physik und Magie (200S.)
- Die Magie-Formel (156 S.)
- Schwarze Löcher in der Magie (56 S.)
- Krafttiere – Tiergöttinnen – Tiertänze (112 S.)
- Schwitzhütten (524 S.)
- Mythen und Magie der Harfe (116 S.)
- Drei Adeptus Major Rituale (192 S.)
- Drei Adeptus Exemptus Rituale (120 S.)
- Zwei Infans Abyssi Rituale (128 S.)

Traumreisen
- Traumreisen zu Heilpflanzen (700 S.)
- Traumreisen zum kabbalistischen Lebensbaum (132 S.)

Meditation
- Der Lebenskraftkörper (230 S.)
- Die Chakren (100 S.)
- Das Chakren-System mit den Nebenchakren (296 S.)
- Organe und Chakren (64 S.)
- Die platonischen Körper in den Chakren (156 S.)
- Meditation (140 S.)
- Drachenfeuer (124 S.)
- Kundalini I (676 S.)
- Kundalini II (672 S.)
- Reinkarnation (156 S.)
- einsgerichtet (140 S.)

Astrologie
- Astrologie (496 S.)
- Photo-Astrologie (428 S.)
- Die astrologischen Aspekte (88 S.)
- Horoskop und Seele (120 S.)

Kabbala
- Kursus der praktischen Kabbala (150 S.)
- Eltern der Erde (450 S.)
- Blüten des Lebensbaumes:
  1. Die Struktur des kabbalistischen Lebensbaumes (370 S.)
  2. Der kabbalistische Lebensbaum als Forschungshilfsmittel (580 S.)
  3. Der kabbalistische Lebensbaum als spirituelle Landkarte (520 S.)
- Logik und Wirkung der Analogie (700 S.)

Eilenstein, Frater V.D., Knecht, Büdenbender
- Magie heute – Berichte aus der Praxis (288 S.)

Büdenbender, Eilenstein
- Chaos, Alk und Magic (436 S.)

Germanen

1. Die Entwicklung der germanischen Religion (556S.)
2. Lexikon der germanischen Religion (576S.)
3. Der ursprüngliche Göttervater Tyr (584S.)
4. Tyr in der Unterwelt: der Schmied Wieland (228S.)
5. Tyr in der Unterwelt: der Riesenkönig 1 (448S.)
6. Tyr in der Unterwelt: der Riesenkönig 2 (452S.)
7. Tyr in der Unterwelt: der Zwergenkönig (304S.)
8. Der Himmelswächter Heimdall (140S.)
9. Der Sommergott Baldur (228S.)
10. Der Meeresgott: Ägir, Hler und Njörd (176S.)
11. Der Eibengott Ullr (148S.)
12. Die Zwillingsgötter Alcis (292S.)
13. Der neue Göttervater Odin 1 (672S.)
14. Der neue Göttervater Odin 2 (160S.)
15. Der Fruchtbarkeitsgott Freyr (320S.)
16. Der Chaos-Gott Loki (608S.)
17. Der Donnergott Thor (600S.)
18. Der Priestergott Hönir (76S.)
19. Die Göttersöhne (204S.)
20. Die unbekannteren Götter (248S.)
21. Die Göttermutter Frigg (220S.)
22. Die Liebesgöttin: Freya und Menglöd (424S.)
23. Die Erdgöttinnen (212S.)
24. Die Korngöttin Sif (104S.)
25. Die Apfel-Göttin Idun (144S.)
26. Die Hügelgrab-Jenseitsgöttin Hel (288S.)
27. Die Meeres-Jenseitsgöttin Ran (112S.)
28. Die unbekannteren Jenseitsgöttinnen (384S.)
29. Die unbekannteren Göttinnen (308S.)
30. Die Nornen (328S.)
31. Die Walküren (636S.)
32. Die Zwerge (424S.)
33. Der Urriese Ymir (220S.)
34. Die Riesen (384S.)
35. Die Riesinnen (368S.)
36. Mythologische Wesen (280S.)
37. Mythologische Priester und Priesterinnen (220S.)
38. Sigurd/Siegfried (672S.)
39. Helden und Göttersöhne (628S.)
40. Die Symbolik der Vögel und Insekten (496S.)
41. Die Symbolik der Schlangen, Drachen und Ungeheuer (616S.)
42.a Die Symbolik der Herdentiere 1 (448S.)
42.b Die Symbolik der Herdentiere 2 (304S.)
43. Die Symbolik der Raubtiere (372S.)
44. Die Symbolik der Wassertiere und sonstigen Tiere (164S.)
45. Die Symbolik der Pflanzen (192S.)
46. Die Symbolik der Farben (124S.)
47. Die Symbolik der Zahlen (640S.)
48. Die Symbolik von Sonne, Mond und Sternen (596S.)
49.a Das Jenseits 1 – Das Hügelgrab (428S.)
49.b Das Jenseits 2 – Der Jenseitsweg (484S.)
50. Astralreise, Seelenvogel, Utiseta und Einweihung (420S.)
51. Wiederzeugung und Wiedergeburt (476S.)
52. Elemente der Kosmologie (412S.)
53. Der Weltenbaum (324S.)
54. Die Symbolik der Himmelsrichtungen und der Jahreszeiten (276S.)
55.a Mythologische Motive 1 – Aufbau (492S.)
55.b Mythologische Motive 2 – Vorgänge (480S.)
56. Der Tempel (397S.)
57. Die Einrichtung des Tempels (696S.)
58. Priesterin – Seherin – Zauberin – Hexe (428S.)
59. Priester – Seher – Zauberer (300S.)
60. Rituelle Kleidung und Schmuck (140S.)
61. Skalden und Skaldinnen (92S.)
62. Kriegerinnen und Ekstase-Krieger (224S.)
63. Die Symbolik der Körperteile (340S.)
64.a Magie und Ritual 1 – Magie (608S.)
64.b Magie und Ritual 2 – Kult (592S.)
64.c Magie und Ritual 3 – Heilung (192S.)
65. Gestaltwandler (316S.)
66.a Magische Angriffs-Waffen (660S.)
66.b Magische Verteidigungs-Waffen (328S.)
67. Magische Werkzeuge und Gegenstände (348S.)
68. Zaubersprüche (340S.)
69. Göttermet (416S.)
70. Zaubertränke (72S.)
71. Träume, Omen und Orakel (284S.)
72. Runen (252S.)
73. Sozial-religiöse Rituale (328S.)
74. Weisheiten und Sprichworte (540S.)
75. Kenningar (664S.)
76. Rätsel (160S.)
77. Die vollständige Edda des Snorri Sturluson (512S.)
78. Frühe Skaldenlieder (224S.)
79.a Mythologische Sagas 1 (488S.)
79.b Mythologische Sagas 2 (372S.)
80. Hymnen an die germanischen Götter (684S.)

nicht Teil der Germanen-Reihe:
- Odin (300 S.)

Kelten
- Cernunnos (690 S.)
- Taliesin (228 S.)
- Der Kessel von Gundestrup (220 S.)
- Der Chiemsee-Kessel (76)

Inder
- Dakini (80 S.)
- Vajra (76 S.)

Griechen
- Pan (336 S.)
- Poseidon (668 S.)

Religion allgemein
- Die sieben Schritte des Lebens (428 S.)
- Muttergöttin und Schamanen (168 S.)
- Totempfähle (440 S.)
- Der Urriese (168 S.)

Jungsteinzeit
- Göbekli Tepe (472 S.)
- Die Göttin von Göbekli Tepe (144 S.)
- Die Rituale von Göbekli Tepe (112 S.)

Ägypten
- Hathor und Re 1: Götter und Mythen im im Alten Ägypten (432 S.)
- Hathor und Re 2: Die altägyptische Religion – Ursprünge, Kult und Magie (396 S.)
- Isis (508 S.)
- Ma'at (200 S.)

Indogermanen
- Die Entwicklung der indogermanischen Religionen (700 S.)
- Wurzeln und Zweige der indogermanischen Religion (224 S.)

Christentum
- Christus (60 S.)
- Die Biographie des Teufels (144 S.)
- Die Magie der Propheten Elias und Elisa (96 S.)

Psychologie
- Über die Freude (100 S.)
- Das Geheimnis des inneren Friedens (252 S.)
- Das Beziehungsmandala (52 S.)
- Gefühle und ihre Verwandlungen (404 S.) – einsgerichtet (140 S.)
- Liebe und Eigenständigkeit (216 S.)
- Von innerer Fülle zu äußerem Gedeihen (52 S.)
- Kreative Hochzeits-Rituale (56 S.)

Heilung
- Die Symbolik der Krankheiten (76 S.)

Kunst
- Herz des Tanzes – Tanz des Herzens (160 S.)
- Die Wurzeln der Kunst (60 S.)
- Wege zur Musik-Improvisation (32 S.)

Drama
- König Athelstan (104 S.)

Roman
- Maran der Schamane (548 S.)
- Maran der Zauberlehrling (676 S.)
- Maran der Harfner (700 S.)
- Maran der Krieger (700 S.)
- Maran der Magier (900 S.)
- Maran der Weise (900 S.)

Entwürfe für die Zukunft
1. Die 12 Stile des Tierkreises (164 S.)
2. Die 12 Gedanken zur Energie (108 S.)
3. Die 12 Phänomene der Schwingungen (60 S.)
4. Die 12 Qualitäten des Wassers (92 S.)
5. Die 12 Fundamente des Wohnens (96 S.)
6. Die 12 Grundprinzipien einer umfassenden Gesundheit (32 S.)
7. Die 12 Zonen des menschlichen Körpers (80 S.)
8. Die 12 Zutaten der Ernährung (60 S.)
9. Die 12 Flüge der Bienen (148 S.)
10. Die 12 Sichtweisen auf Genußmittel und Drogen (96 S.)
11. Die 12 Möglichkeiten der ganzheitlichen Medizin (92 S.)
12. Die 12 Ansichten über das Impfen (36 S.)
13. Die 12 Leitlinien der Erziehung (44 S.)
14. Die 12 Richtungen des Denkens (84 S.)
15. Die 12 Arten des Lernens (56 S.)
16. Die 12 Seiten einer umfassenden Bildung (36 S.)
17. Die 12 Ansätze zu effektivem Handeln (76 S.)
18. Die 12 Konzepte der Arbeit (48 S.)
19. Die 12 Arten der neuen Technologien (36 S.)
20. Die 12 Betrachtungsweisen der künstlichen Intelligenz (48 S.)
21. Die 12 Eigenheiten des Geldes (40 S.)
22. Die 12 Funktionen der Steuern (56 S.)
23. Die 12 Betrachtungsweisen der Sozialberufe (60 S.)
24. Die 12 Strategien der Macht (64 S.)
25. Die 12 Anforderungen an ein neues Wertesystem (48 S.)
26. Die 12 Bausteine einer neuen Gesellschaftsform (52 S.)
27. Die 12 Tore zur Sophikratie (80 S.)
28. Die 12 Pfade zum Frieden (48 S.)
29. Die 12 Säulen des Naturrechts (56 S.)
30. Die 12 Grundlagen der Beziehungen (52 S.)
31. Die 12 Spielfelder des Fußballs (108 S.)
32. Die 12 Wege der Kunst (60 S.)
33. Die 12 Wurzeln eines erfüllten Lebens (44 S.)
34. Die 12 Bereiche des Bewußtseins (56 S.)
35. Die 12 Tempel der Religionen (84 S.)
36. Die 12 Aspekte eines einheitlichen spirituell-physikalischen Weltbildes (72 S.)
37. Die 12 Dynamiken der Verwandlung (44 S.)
- Sammelband 1 „Natur" (492 S.)
- Sammelband 2 „Gesundheit" (512 S.)
- Sammelband 3 „Bildung" (524 S.)
- Sammelband 4 „Gesellschaft" (416 S.)
- Sammelband 5 „Psyche" (380 S.)

die „Anfänger"-Reihe
- The Synthesis of Physics and Magic (192 p.)
- Telepathy for Beginners (60 p.)
- Telepathy for Advanced Learners (52 p.)
- Telekinesis for Beginners (56 p.)
- Life Force for Beginners (76 p.)
- Kundalini for Beginners (104 p.)
- Astral Projection for Beginners (60 p.)
- Meditation for Beginners (60 p.)
- Prophecy for Beginners (60 p.)
- Ritual Magic for Beginners (64 p.)
- Magic Chant for Beginners (108 p.)
- Invocations for Beginners (52 p.)
- Evocations for Beginners (62 p.)
- Auto-Movement for Beginners (60 p.)
- Elves for Beginners (56 p.)
- Hypnosis for Beginners (56 p.)
- Love Magic for Beginners (52 p.)
- Money Magic for Beginners (60 p.)
- Magic Objects for Beginners (64 p.)
- Shamanism for Beginners (52 p.)
- Chakra-Magic for Beginners (148 p.)
- Language of the Moon – for Beginners (128 p.)
- Self Knowledge for Beginners (60 p.)
- Da'ath-Magic for Beginners (64 p.)
- Astrology for Beginners (112 p.)
- Number Symbolism for Beginners (64 p.)
- Mandalas for Beginners (76 p.)
- Crop Circles for Beginners (344 p.)
- Feng Shui for Beginners (96 p.)
- Magic Research for Beginners (140 p.)
- Magic for Beginners – Anthology I (636 p.)
- Magic for Beginners – Anthology II (616 p.)
- Magic for Beginners – Anthology III (684 p.)
- Magic for Beginners – Anthology IV (580 p.)

Eilenstein, Frater V.D., Knecht, Büdenbender
- Living Magic (261 S.) (= „Magie heute")

sonstige englische Ausgaben
- The Biography of the Devil (140 S.)
- The Synthesis of Physics and Magic (192 S.)
- The Chakra-System with the Minor Chakras (304 S.)